800 QUESTIONS AU GYNÉCOLOGUE

DR ALAIN TAMBORINI

800 QUESTIONS AU GYNÉCOLOGUE

MARABOUT

Sommaire

Première partie : rythmes intimes

TROISIÈME PARTIE : TROUBLES INTIMES

PREMIÈRE PARTIE

RYTHMES INTIMES

Mieux connaître votre corps

Anatomie et physiologie intimes

Anatomie intime de la femme

En quoi la morphologie des femmes et celle des hommes diffèrent-elles ?

Votre morphologie est différente de celle des hommes : vos seins sont développés, vos hanches sont plus larges, votre musculature est moins importante, plus longiligne, la répartition des graisses se fait plus à la partie inférieure du corps, au niveau des hanches, des fesses et des cuisses.

Qu'est-ce que la vulve et le périnée ?

La vulve désigne l'ensemble des organes génitaux externes. Située entre les cuisses, elle est délimitée en avant par le pubis et en arrière par le périnée, cette petite zone séparant l'anus de la fente vulvaire. À l'aide d'un miroir, vous pouvez examiner cette anatomie intime, la partie externe de vos organes génitaux.

Qu'est-ce que le pubis ?

Appelé aussi « mont de Vénus », le pubis est un petit coussinet graisseux recouvert de peau et de poils, limité latéralement par les plis de l'aine.

Quel est l'aspect normal de la pilosité féminine du pubis ?

Chez la femme, la pilosité du pubis est de forme triangulaire à limite supérieure horizontale, alors que chez l'homme, elle se prolonge en losange vers le nombril.

Pourquoi certaines femmes ont-elles plus de pilosité que d'autres ?

L'abondance de la pilosité pubienne peut beaucoup varier d'une femme à l'autre en fonction d'une sensibilité plus ou moins importante aux hormones sexuelles, déterminée par l'origine ethnique et l'hérédité génétique.

Quel est l'aspect normal des grandes et des petites lèvres ?

L'orifice de la vulve est une fente bordée de chaque côté par les grandes lèvres, deux gros bourrelets de chair et de graisse, habituellement accolés, contenant des glandes sudoripares (qui fabriquent de la sueur) et recouverts de poils sur leur partie externe. En les écartant, on découvre deux autres replis de peau plus fine, de couleur rosée ou brunâtre, sans glandes et sans poils : ce sont les petites lèvres. Elles se réunissent en avant au-dessus du clitoris.

Quelle est la taille normale des petites lèvres ?

La taille des petites lèvres peut varier sensiblement d'une femme à l'autre. Si, le plus souvent, elles affleurent à l'extérieur de la vulve, elles peuvent être tantôt masquées par les grandes lèvres, tantôt les dépasser largement. Toutes ces formes d'anatomie doivent être considérées comme normales.

Quel rôle physiologique jouent les grandes et les petites lèvres ?

Grandes et petites lèvres jouent un rôle protecteur pour le vagin, constituant une sorte de rempart contre le milieu extérieur. Les sécrétions des glandes de la vulve lui confèrent son odeur caractéristique.

À quoi servent les glandes de Skène et les glandes de Bartholin ?

De petites glandes que vous ne pouvez ni voir ni sentir au toucher contribuent à la lubrification pendant les rapports sexuels : ce sont les glandes de Skène, situées près du méat urétral, et les glandes de Bartholin, qui se trouvent dans l'épaisseur des grandes lèvres vers l'arrière.

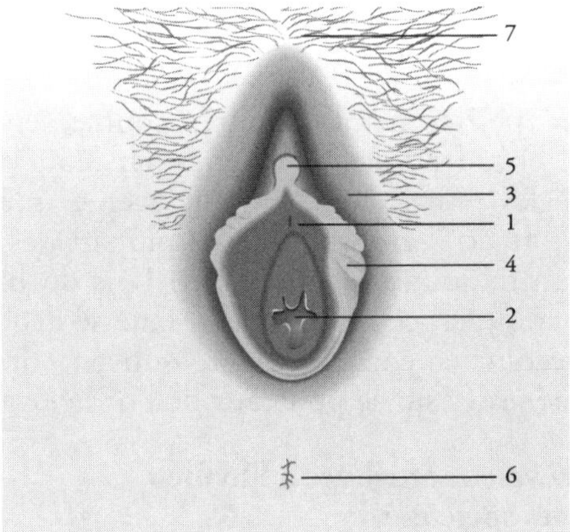

1. méat urétral. 2. hymen. 3. grandes lèvres
4. petites lèvres. 5. clitoris. 6. anus. 7. pubis

La vulve : les organes génitaux externes

Quel est l'aspect du clitoris ?

Son nom provient d'un mot signifiant « clé ». C'est un petit cylindre de deux ou trois centimètres de long, terminé par un renflement, le gland. Ses nombreuses terminaisons nerveuses en font un élément majeur et incontournable sur la route du plaisir sexuel féminin. Juste au-dessus du gland du clitoris, l'accolement des petites lèvres constitue une sorte de capuchon pour celui-ci.

Où se trouve l'orifice de l'urètre ?

En écartant les petites lèvres, vous découvrez le vestibule où s'abouche l'orifice de l'urètre. Celui-ci se trouve à environ trois centimètres en arrière du clitoris. L'urètre, par lequel s'écoulent les urines provenant de la vessie, a la particularité d'être très court chez la femme, environ trois centimètres de long.

Qu'est-ce que l'hymen ?

C'est une petite membrane très souple, en forme de corolle, qui encadre l'orifice vaginal par lequel s'écoule le sang des règles. Chez la jeune fille vierge, même quand l'hymen est intact, il autorise dans la plupart des cas la mise en place d'un tampon de petite taille. Lors du premier rapport sexuel complet, cette fine membrane se déchire. Même après un accouchement, il persiste souvent des restes de franges hyménéales sur le pourtour de l'orifice vaginal.

Quelle est la valeur attribuée à l'hymen dans certaines sociétés ?

Dans la plupart des religions et dans différentes cultures, les relations hors mariage sont proscrites et peuvent faire l'objet d'une forte réprobation sociale. Il existe souvent une certaine confusion entre la virginité et l'intégrité de l'hymen. Dans certaines sociétés, un hymen intact avant le mariage peut représenter une valeur essentielle et des certificats de virginité sont même réclamés. En France, l'Ordre national des médecins a formellement déconseillé la délivrance de tels certificats.

Peut-on refaire un hymen qui a été déchiré par les rapports ?

Non. L'hymen est une membrane très fine qu'il est impossible de reconstituer. Les interventions de « réfection » d'hymen dont on entend parler consistent, en réalité, à effectuer de petites sutures rétrécissant l'orifice d'entrée du vagin au niveau de l'hymen et destinées à se déchirer et saigner lors du rapport suivant. Ce saignement est habituellement le but recherché. Il permet de « tromper » un homme ou une famille en lui donnant l'illusion de la virginité d'une femme, si tant est que la virginité soit anatomique et réduite à la présence d'un hymen intact... La pratique de ces interventions n'est pas interdite en France, mais fait l'objet de très vives controverses, y compris dans la communauté médicale.

Quel est l'aspect normal du vagin ?

Si vous ne pouvez voir que l'orifice du vagin, il est possible d'y introduire votre doigt. C'est un conduit musculaire d'environ huit à dix centimètres qui relie le vestibule de la vulve au col de l'utérus. Il est situé dans le bas-ventre, le pelvis, entre la vessie en avant et le rectum en arrière. Étroit à l'entrée, il s'élargit pour se terminer par les culs-de-sac vaginaux au niveau du col de l'utérus. Le vagin se distingue par son élasticité, en particulier au cours des relations sexuelles et de l'accouchement. Les sécrétions de la muqueuse vaginale lui confèrent un milieu humide et protecteur.

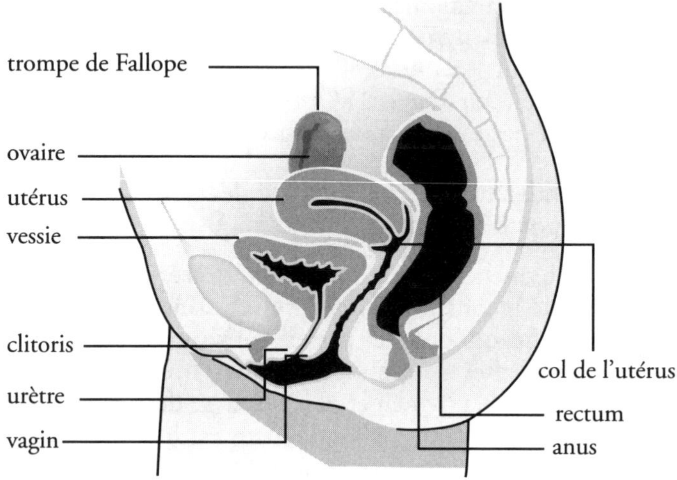

Les organes génitaux internes
(coupe longitudinale)

Quel est l'aspect normal de l'utérus ?

L'utérus est un organe musculaire creux en forme de poire, avec un col et un corps, situé dans le bas-ventre, le pelvis, entre la vessie et le rectum. Il mesure habituellement environ huit centimètres de long, cinq de large et deux à trois centimètres d'épaisseur. Normalement, l'utérus ne pèse guère plus de cinquante grammes et pourrait tenir dans la paume de votre main.

Où se trouve le col de l'utérus ?

Le col est la partie basse de l'utérus, située dans le fond du vagin ; de forme arrondie, sa consistance rappelle celle du nez. Il est percé de l'orifice cervical par où passent le flux menstruel et les spermatozoïdes remontant à la rencontre de l'ovule lors des rapports sexuels.

Qu'est-ce que l'endomètre ?

Le corps de l'utérus contient une cavité. Organe-cible des hormones ovariennes, cette cavité est recouverte d'une muqueuse, l'endomètre, qui subit les variations du cycle menstruel et se prépare à la nidation éventuelle d'un œuf. En l'absence de fécondation, la desquamation de l'endomètre constitue les règles.

Quelle est la position de l'utérus ?

L'axe de l'utérus est dans la plupart des cas antéversé, c'est-à-dire orienté vers l'avant. Une fois sur cinq environ, il peut être rétroversé, c'est-à-dire basculé en arrière, soit dès la naissance, soit après un accouchement.

Que devient l'utérus pendant la grossesse ?

L'utérus est un muscle très élastique qui va se distendre de façon extraordinaire et multipliera son volume près de cent fois lors de la grossesse. Lors de l'accouchement, le col se raccourcit puis se dilate, s'ouvre de façon considérable tandis que le corps utérin se contracte de manière rythmée jusqu'à l'expulsion du bébé.

Où se trouvent les trompes et quel est leur rôle ?

De chaque côté du fond utérin s'abouchent les trompes de Fallope. Ce sont de minces conduits musculaires d'une douzaine de centimètres de long qui relient la cavité utérine aux ovaires. Elles se terminent par une partie élargie et frangée, le pavillon, destinée à recueillir l'ovule après l'ovulation. C'est dans la trompe que se rencontrent l'ovule et le spermatozoïde et qu'a lieu la fécondation. Les trompes sont tapissées intérieurement de petits cils vibratiles qui, par leurs mouvements, permettent la migration de l'ovule puis de l'œuf vers la cavité utérine.

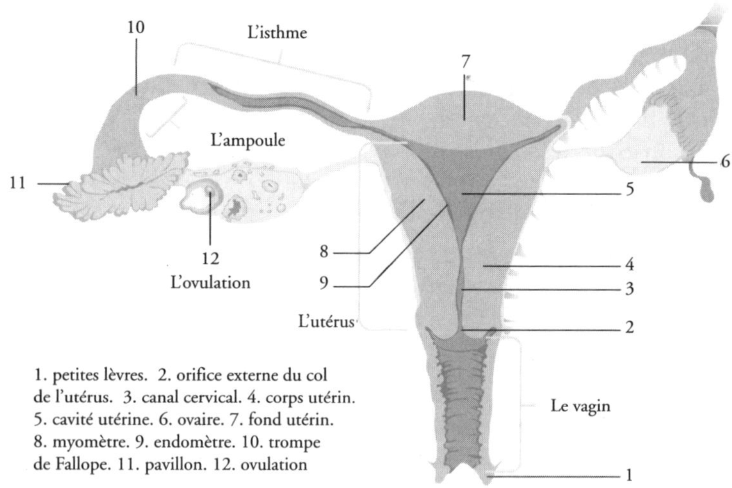

Les organes génitaux internes
(coupe transversale)

Les trompes peuvent-elles être bouchées ?

À la suite d'une infection (salpingite), les trompes peuvent être « bouchées », obstruées, interdisant la rencontre de l'ovule et du spermatozoïde. Les techniques de fécondation in vitro permettent de traiter ces causes de stérilité tubaire.

Qu'est-ce que la grossesse tubaire, extra-utérine ?

Parfois les trompes ne sont pas réellement obstruées, mais l'infection les a lésées et elles ne peuvent plus assumer leur rôle physiologique de progression de l'œuf vers la cavité utérine. L'œuf se développe alors sur place, dans la trompe : c'est la grossesse extra-utérine.

Où se trouvent les ovaires et quel est leur rôle ?

Logés dans le bas-ventre, le pelvis, de part et d'autre de l'utérus, à proximité des pavillons des trompes, les ovaires sont les glandes sexuelles de la femme. Ils ont la forme d'une grosse amande. À chaque cycle, ils produisent un ovule et des hormones sexuelles : les œstrogènes, hormones de la féminité, et la progestérone, l'hormone de la maternité. Les ovaires fonctionnent de la puberté jusqu'à la ménopause.

Anatomie intime de l'homme

Quel est l'aspect normal de la pilosité du pubis chez l'homme ?

Chez l'homme, le pubis est recouvert d'une pilosité se prolongeant jusqu'au nombril en forme de losange alors que chez la femme la pilosité est triangulaire avec une limite supérieure horizontale.

Quel est l'aspect normal de la verge ou pénis ?

Pendante et molle à l'état de repos, la verge est pourvue à son extrémité d'un renflement, le gland, très sensible, en particulier lors de l'activité sexuelle. La verge contient des corps érectiles (le corps caverneux et le corps spongieux) qui, en se gorgeant de sang, provoquent rapidement l'érection lors d'une excitation sexuelle. La verge est entourée d'une fine gaine de peau, mobile, de couleur brunâtre, glissant sur les parties érectiles et autorisant la sortie du gland au moment de l'érection. Le repli supérieur de cette gaine de peau au niveau du gland s'appelle le prépuce. Chez les hommes circoncis, le gland est toujours apparent. Au sommet du gland s'abouche l'urètre, canal par lequel sortent les urines et le sperme lors de l'éjaculation.

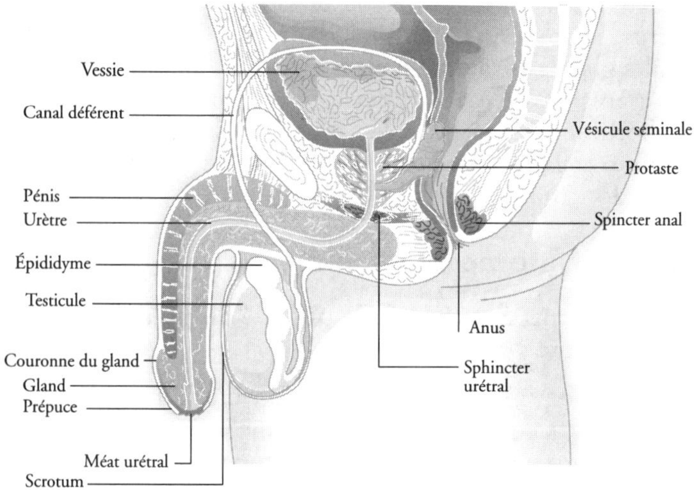

Les organes génitaux masculins

Qu'est-ce que les bourses ?

Les bourses sont les enveloppes des deux testicules. Recouverte de quelques poils, leur peau est fine, souple et extensible.

Où se trouvent les testicules et quel est leur rôle ?

Glandes génitales de l'homme, les testicules produisent les spermatozoïdes et l'hormone sexuelle masculine, la testostérone. Au nombre de deux, ils sont situés à l'intérieur des bourses, ont une forme ovoïde et mesurent environ cinq centimètres de long et trois de large. Ils sont très sensibles à la pression et leur consistance est ferme. Ils contiennent les tubes séminifères qui fabriquent les spermatozoïdes. Les tubes séminifères se pelotonnent pour former une sorte de casque (l'épididyme) qui coiffe le testicule et se prolonge par le canal déférent qui se dirige vers l'urètre. En chemin, le canal déférent va recevoir les sécrétions des vésicules séminales.

Où se trouve la prostate ?

La prostate est située sous la vessie, en avant du rectum. Le médecin peut la percevoir lors du toucher rectal. Elle est ferme, entoure l'urètre et contribue par ses sécrétions, comme les vésicules séminales, à la production du sperme.

Physiologie intime de la femme : le cycle menstruel

Quels sont les mécanismes physiologiques du cycle menstruel ?

Le cycle menstruel réalise une véritable « symphonie hormonale » exigeant une parfaite coordination entre trois étages :

- un étage de commande : l'hypothalamus et l'hypophyse ;
- un étage de transmission : les ovaires ;
- un étage d'exécution : les organes-cibles (utérus, vagin et seins).

Il existe entre ces trois étages des connexions permanentes. Cette fine et souvent fragile horlogerie hormonale reçoit continuellement des informations émanant des autres systèmes endocriniens et aussi de votre environnement.

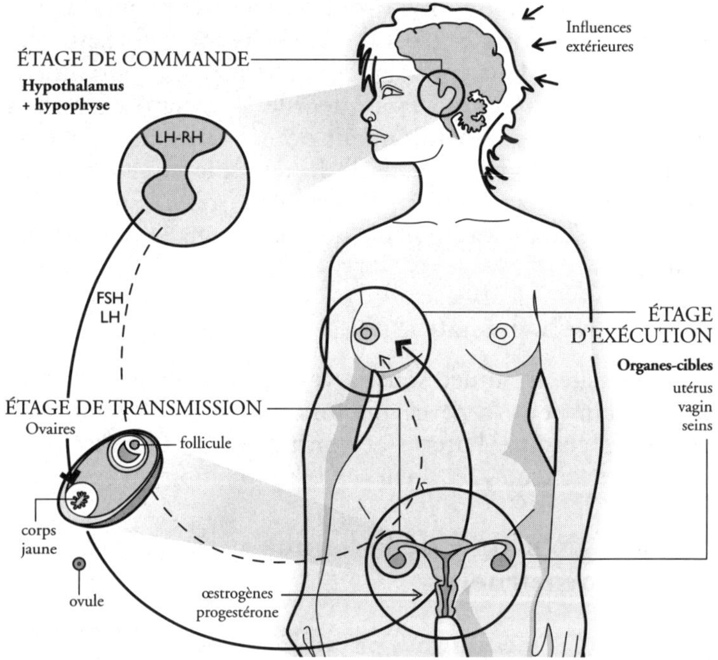

Régulation du cycle menstruel

Comment fonctionne l'étage de commande du cycle menstruel, l'hypothalamus et l'hypophyse ?

L'hypothalamus est une petite formation nerveuse, située à la base du cerveau. C'est là que naissent tous nos comportements. Il fonctionne comme une horloge très précise et sécrète une hormone appelée LH-RH qui va transmettre ses ordres à l'hypophyse, petite glande qui lui est accolée. Celle-ci va sécréter les hormones hypophysaires, ou gonadotrophines, qui commandent la fonction ovarienne. Il y a deux sortes de gonadotrophines :

- la FSH, hormone folliculo-stimulante, stimule la croissance du follicule ovarien et prépare l'ovaire à l'action de la LH ;
- la LH, hormone lutéinisante, déclenche l'ovulation.

En outre, l'hypophyse fabrique la prolactine, hormone qui agit sur la croissance des glandes mammaires et permet la lactation après l'accouchement.

Quelles influences subit l'hypothalamus ?

L'hypothalamus subit l'influence des hormones sexuelles qui, selon leur quantité, stimuleront ou inhiberont la production de LH-RH. Il est aussi soumis à l'influence de votre environnement, de votre terrain psychologique, de votre alimentation et de votre état de santé en général, par l'intermédiaire de petites molécules qui véhiculent les messages au niveau du cerveau : les neurotransmetteurs.

Comment fonctionne l'étage de transmission du cycle menstruel, les ovaires ?

Les ovaires remplissent deux fonctions : la sécrétion des hormones sexuelles (œstrogènes et progestérone) et la ponte d'un ovule chaque mois. Ils contiennent un très grand nombre de petits follicules renfermant chacun un ovule. À partir de la puberté, sous l'influence de l'étage de commande hypothalamus + hypophyse, un seul de ces follicules va continuer à se développer à chaque cycle sur l'un des deux ovaires.

Quand se produit l'ovulation ?

Après une phase de croissance et de maturation qui va durer toute la première moitié du cycle, dite « phase folliculaire », le follicule se rompt et laisse s'échapper l'ovule : c'est la ponte ovulaire ou ovulation qui survient au milieu du cycle. Tout en se développant, le follicule fabrique des hormones, les œstrogènes ou folliculine qui, libérées dans la circulation sanguine, vont agir à distance sur leurs organes-cibles (utérus, vagin, seins).

Qu'est-ce que le corps jaune ?

Après l'ovulation, le follicule rompu se modifie et forme une sorte de petite glande, appelée « corps jaune ». Cette seconde partie du cycle s'appelle la « phase lutéale ». En plus des œstrogènes, le corps jaune sécrète alors la progestérone, hormone de la maternité, qui a pour fonction essentielle de préparer l'endomètre à la nidation. En cas de fécondation, le corps jaune continue ses sécrétions et permet le maintien de la grossesse pendant tout le premier trimestre. Sinon, sa durée de vie est limitée à douze jours, après lesquels il involue et disparaît ; les taux hormonaux chutent, les règles surviennent. Un nouveau follicule va commencer à grandir, un nouveau cycle débute.

Le follicule à l'intérieur de l'ovaire au cours du cycle menstruel

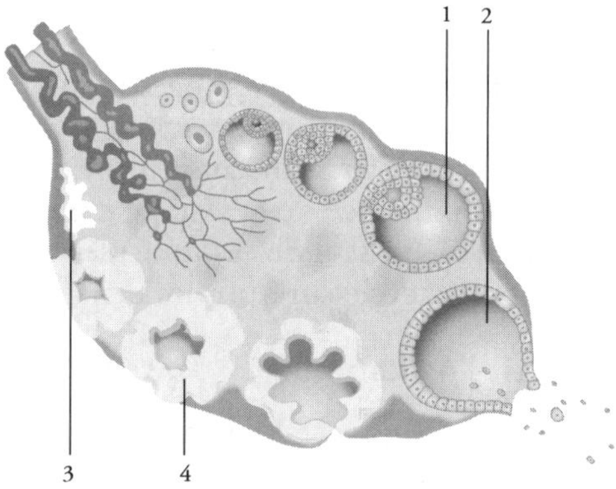

1. follicule mûr 2. rupture du follicule libérant l'ovocyte 3. transformation en corps jaune. 4. évolution du corps jaune laissant une cicatrice à la surface de l'ovaire

Comment fonctionne l'étage d'exécution du cycle menstruel, les organes-cibles ?

Sécrétées puis libérées dans la circulation générale, les hormones ovariennes vont agir à distance sur des récepteurs spécifiques situés dans certains organes-cibles. La concentration en récepteurs de ces organes peut varier considérablement d'une femme à l'autre. Tout comme les ovaires, les organes-cibles vont subir un cycle. Ils constituent en effet de véritables miroirs de l'action des œstrogènes et de la progestérone.

Quels sont les effets des hormones ovariennes sur le vagin ?

Au niveau du vagin, les œstrogènes stimulent les cellules superficielles alors que la progestérone favorise l'apparition de cellules intermédiaires, que l'on peut observer sur les frottis vaginaux. La souplesse, l'humidité, la trophicité du vagin dépendent de son imprégnation en œstrogènes. En période de ménopause, quand les sécrétions œstrogéniques se tarissent, le vagin a tendance à s'assécher.

Quels sont les effets des hormones ovariennes sur l'utérus ?

En première partie du cycle, sous l'influence des œstrogènes, la muqueuse utérine, l'endomètre, s'épaissit progressivement et les glandes du col produisent la glaire cervicale, liquide clair et visqueux, indispensable à l'ascension des spermatozoïdes. En seconde partie de cycle, sous l'influence de la progestérone, l'endomètre se transforme et s'apprête à recevoir l'œuf. La glaire cervicale s'épaissit et se raréfie, devenant imperméable aux spermatozoïdes. En l'absence de fécondation, la desquamation progressive de l'endomètre sur quelques jours constituera les règles, ou menstruation.

Quels sont les effets des hormones ovariennes sur les seins ?

Au niveau des seins, les œstrogènes favorisent le développement des canaux galactophoriques, tandis que la progestérone permet celui de formations sécrétoires, les acinis.

Quels sont les autres effets des hormones ovariennes ?

Outre leurs actions majeures sur les principaux organes-cibles, les hormones ovariennes peuvent avoir une influence sur la rétention d'eau (favorisée par les œstrogènes) sur l'état de la peau ou encore sur le système nerveux central. Les œstrogènes ont un pouvoir excitant qui contribue à la tension nerveuse à l'approche des règles, alors que la progestérone a un effet calmant, apaisant. Par son action hyperthermisante, la progestérone est responsable du décalage thermique lisible sur la courbe de température au moment de l'ovulation.

Les effets des œstrogènes et de la progestérone sont-ils opposés ?

Œstrogènes et progestérone ont donc certains effets dits « synergiques », qui vont dans le même sens et d'autres qui sont antagonistes. Dans un cycle normal, il existe un équilibre entre les actions de ces deux types d'hormones. C'est sur cet équilibre que repose votre bien-être.

Physiologie intime du vagin : les « pertes vaginales »

Est-il normal que le vagin soit humide ?

Le vagin est une muqueuse et il est normal qu'il soit humide, un peu comme la bouche avec la salive. Le vagin est un organe-cible des hormones ovariennes dont il va subir les influences tout au long du cycle menstruel ou la carence après la ménopause.

De quoi sont faites les pertes vaginales ?

Les cellules des parois vaginales sont empilées un peu à la manière des briques d'un mur : les plus superficielles s'éliminent en permanence (elles desquament) dans le vagin, puis sont remplacées par celles situées juste en dessous, et ainsi de suite. Cette élimination cellulaire participe aux sécrétions, aux pertes vaginales qui sont parfaitement normales. En première partie de cycle, il s'y associe de la glaire cervicale sécrétée par les glandes du col de l'utérus. Il existe également un phénomène de transsudation, une forme de transpiration vaginale, modulée aussi par l'imprégnation hormonale et qui devient particulièrement abondante lors de l'excitation sexuelle.

Comment savoir si les pertes vaginales sont normales ?

Il existe tout au long du cycle ce qu'on appelle souvent des pertes ou des pertes blanches. Suivant les femmes et suivant la période du cycle chez une même femme, ces pertes sont plus ou moins épaisses et d'abondance variable. Quand les pertes vaginales sont de couleur blanche, ne tachent pas, n'ont pas d'odeur désagréable et ne sont pas irritantes, elles doivent être considérées comme normales, physiologiques.

Au milieu du cycle, est-il normal d'avoir des pertes glaireuses ?

En première partie du cycle menstruel, sous l'influence des œstrogènes, les glandes du col de l'utérus sécrètent un liquide clair et visqueux, comparable au blanc d'œuf, c'est la glaire cervicale. Son abondance et sa fluidité croissent pour devenir maximales au moment de l'ovulation au milieu du cycle. La glaire cervicale permet alors l'ascension des spermatozoïdes dans les voies génitales féminines qu'ils doivent remonter pour aller à la rencontre de l'ovule au niveau de la trompe.

Il s'agit donc d'une sécrétion physiologique et normale. Ignorée ou à peine remarquée par beaucoup de femmes, elle est parfois source d'une inquiétude injustifiée et impose alors de petites protections au moment de l'ovulation. Après celle-ci, la glaire cervicale s'épaissit, devient imperméable aux spermatozoïdes et se tarit.

Que devient la glaire cervicale sous pilule ?

La pilule modifie la glaire cervicale tout au long du cycle en la rendant très peu abondante et épaisse, c'est un de ses trois modes d'action contraceptifs avec la modification de l'endomètre et le blocage de l'ovulation.

Qu'est-ce que la flore vaginale ?

Le vagin contient de manière quasi constante une flore vaginale microbienne variée, un éventail de germes qui y vivent en harmonie. L'équilibre de la flore vaginale est fragile et doit être préservé. La présence d'un germe, le bacille de Döderlein, est indispensable à cet équilibre. Ce bacille dont vous verrez mentionner la présence sur certains résultats de laboratoire ou sur vos frottis se nourrit de glycogène, sucre contenu dans les cellules intermédiaires du vagin, et le transforme en acide lactique, responsable de l'acidité naturelle du vagin. Cette acidité constante constitue une protection vis-à-vis de certains germes venus de l'extérieur.

Qu'est-ce qu'une flore vaginale déséquilibrée ?

Une flore vaginale déséquilibrée est une flore où certains germes ont pu proliférer de façon anormale au détriment d'autres. En général, une flore déséquilibrée contient peu ou pas de bacilles de Döderlein et peut entraîner des pertes anormales, des irritations et/ou une odeur. L'utilisation de gélules vaginales contenant du bacille de Döderlein pendant une semaine suffit habituellement pour en restaurer l'équilibre.

Hygiène intime

Quels sont les bons comportements à adopter pour l'hygiène vestimentaire et les sous-vêtements ?

L'hygiène intime s'intègre dans le cadre plus large d'une bonne hygiène générale corporelle et vestimentaire avec certains bons comportements et gestes simples à connaître et à adopter.

- Éviter le port prolongé de sous-vêtements, de pantalons ou de jeans très serrés qui entraînent des frottements.
- Préférer les sous-vêtements en coton, en changer au moins une fois par jour et plus souvent en cas de transpiration, et les laver à plus de 60 °C.
- Ne pas laisser traîner par terre ses sous-vêtements avant de les porter.
- Ne pas conserver sur soi un maillot de bain mouillé.
- Ne pas échanger des vêtements ou du linge de toilette avec une autre personne.

Quels sont les bons comportements à adopter pour l'hygiène intime ?

- Ne pas conserver un tampon plus de quatre à six heures.
- Se laver les mains avant et après être allée aux toilettes.
- Après être allée à la selle, s'essuyer d'avant en arrière puis se laver.
- Se laver les mains et la région vulvaire avant et après chaque rapport sexuel.
- Ne pas alterner pénétration anale et vaginale lors d'un même rapport.

- S'il est normal que les organes génitaux aient une certaine odeur, l'apparition d'une mauvaise odeur doit conduire à consulter et non à appliquer un déodorant.

Comment faire sa toilette intime ?

Il faut se laver la vulve avec la main, en évitant le gant de toilette, au moins une fois par jour en insistant sur les plis entre les lèvres et en soulevant le capuchon du clitoris. Préférer la douche aux bains qui peuvent dessécher la peau, surtout s'ils sont prolongés. Bien rincer et se sécher avec un linge propre.

La toilette intime doit préserver l'écosystème de la flore vaginale et le film hydrolipidique qui recouvre la muqueuse. Une toilette vulvaire externe quotidienne à l'eau pure et au savon suffit habituellement pour être propre.

Quel est l'intérêt des produits d'hygiène intime ?

Il existe des produits d'hygiène intime spécifiquement conçus et de nombreuses femmes les emploient avec satisfaction. Ces produits nettoient en douceur en apportant de la fraîcheur et un certain confort. Il en existe différentes formules adaptées soit à un usage quotidien, soit à certaines situations : en cas de sécheresse ou en cas d'irritations.

Faut-il faire des irrigations vaginales ?

Pas plus que la paroi des joues, le vagin ne doit faire l'objet de toilettes intimes intempestives : les excès sont aussi nuisibles que les insuffisances. Les irrigations vaginales, parfois pratiquées avec des produits agressifs, risquent en fait de détruire la flore vaginale physiologique et l'acidité protectrice qu'elle fait régner en laissant le champ libre à d'autres germes moins innocents.

La consultation de gynécologie

La consultation de gynécologie est-elle douloureuse ?

Ne craignez pas la consultation de gynécologie. En effet, l'examen gynécologique proprement dit n'est pas douloureux et n'occupe qu'une part modeste de la durée de la consultation. Nombreuses sont les femmes qui, appréhendant cet examen, hésitent pendant des mois avant de prendre un premier rendez-vous mais reviennent plus détendues et confiantes par la suite.

Comment préparer la consultation de gynécologie ?

Afin de tirer le maximum de bénéfices de la consultation, préparez-la. Pour ne rien oublier, recensez tous les troubles que vous ressentez et les problèmes qui vous préoccupent. Notez sur un agenda les dates et la durée de vos règles. Il sera alors très facile d'apprécier la longueur et la régularité des cycles. Si vous avez suivi des traitements hormonaux, essayez de vous rappeler pourquoi, s'ils ont été efficaces et si vous les avez bien tolérés. Si vous avez pris différentes pilules, rappelez-vous pourquoi vous en avez changé.

Quel est l'intérêt du dossier de gynécologie ?

Le mieux est d'avoir une chemise contenant tout votre dossier gynécologique classé par ordre chronologique. Un dossier bien tenu facilitera le travail de votre médecin. Pour chaque intervention chirurgicale subie, vous devez avoir un compte rendu opératoire et, éventuellement, un compte rendu anatomopathologique. Si vous avez déjà pratiqué des examens de laboratoire (frottis, biopsies, bilan sanguin, prélèvement de pertes), des échographies ou des radiographies de l'utérus ou des seins, n'oubliez pas de les emporter avec vous. Si l'on découvre une anomalie, comme des microcalcifications à la mammographie, il sera toujours intéressant de comparer les images avec les clichés antérieurs.

Comment prendre rendez-vous ?

Prenez votre rendez-vous un peu à l'avance, surtout si votre médecin est très demandé : cela vous permettra de choisir au mieux le jour et l'horaire qui vous conviennent. Évitez la période présumée des règles, qu'il vous sera facile de déterminer si vous êtes sous pilule. Ne faites pas d'irrigation et ne mettez pas d'ovules avant la consultation, cela gênerait l'examen des pertes et la pratique éventuelle de frottis de dépistage.

En cas de problème urgent, que faire ?

En cas de problème important ou urgent, ou d'un incident lors d'un traitement hormonal ou de la prise de pilule par exemple, vous pouvez téléphoner à votre médecin : il vous écoutera et vous conseillera ou vous verra rapidement, le jour même si c'est nécessaire.

Comment se passe l'entretien avec le médecin ?

Le jour de la consultation est arrivé et vous voici en salle d'attente. Si vous êtes un peu en avance, mettez à profit le temps qui vous reste pour récapituler ce que vous avez à dire ou à demander. Si nécessaire, allez aux toilettes, car l'examen gynécologique doit se pratiquer vessie vide.

Votre tour est arrivé. Le médecin vous demande d'abord ce qui vous amène à le consulter. Parlez-lui franchement. La consultation commence par un entretien, pendant lequel le médecin va vous écouter puis vous poser un certain nombre de questions concernant vos antécédents, votre mode de vie et vos problèmes.

Les antécédents familiaux : certaines maladies, comme le diabète, les anomalies lipidiques ou les maladies coronariennes, peuvent être héréditaires. De même, si des femmes de votre famille ont été atteintes d'un cancer du sein, les facteurs de risque sont chez vous statistiquement plus élevés que chez une autre, engageant à une vigilance toute particulière.

Les antécédents médicaux personnels revêtent, bien sûr, une grande importance. Signalez les maladies que vous avez eues ou pour lesquelles vous êtes soignée. Par exemple, une hypertension artérielle interdit la pilule contraceptive.

Le mode de vie ne doit pas être négligé avec l'environnement, les stress, l'hygiène de vie et alimentaire. Fumez-vous ? Faites-vous de l'exercice physique, du sport ?

Quels sont vos antécédents gynécologiques ?

Quelles sont la régularité de vos cycles et les caractéristiques de vos règles (abondantes, longues, douloureuses, précédées de troubles prémenstruels gênants...) ? Avez-vous des saignements en dehors des règles ? Quelle est votre méthode de contraception actuelle et celles que vous avez utilisées ? Ont-elles été bien tolérées ? Pourquoi en avez-vous éventuellement changé ?

Si vous avez déjà subi des interventions chirurgicales gynécologiques, il est toujours utile d'en apporter les comptes rendus opératoires et anatomopathologiques.

Quels sont vos antécédents obstétricaux ?

Avez-vous eu des enfants et quelles ont été les modalités des accouchements : on sait que les accouchements difficiles, laborieux (gros enfants, forceps, déchirure) peuvent jouer un rôle dans la survenue ultérieure de prolapsus, c'est-à-dire de descente d'organes, ou d'une incontinence urinaire à l'effort.

Quelle est votre activité sexuelle ?

Avez-vous des relations sexuelles régulières ? Si vous souhaitez en parler, vous pouvez faire part à votre médecin d'éventuels problèmes sexuels : sécheresse vaginale, douleurs pendant les rapports, absence de désir, problèmes affectifs... Si vous ne souhaitez pas aborder ce domaine très privé et si les troubles sexuels n'interfèrent pas avec le motif de votre consultation, le médecin respectera votre réserve.

Peut-on tout dire à son médecin ?

Astreint au secret professionnel, le médecin doit faire preuve de discrétion et garder pour lui ses constatations et les confidences qui lui sont faites. Vous ne devez jamais le ressentir comme un juge, mais comme un allié, quelle que soit votre vie privée. Il doit rester neutre et s'abstenir en toutes circonstances d'un discours moralisateur.

Comment se passe l'examen gynécologique ?

Répétons-le : il n'est pas douloureux et ne va guère durer plus de quelques minutes. Il se déroule le plus souvent dans une pièce indépendante du bureau ou séparée de celui-ci par une cloison ou un paravent. Il commence par un examen de l'état général qui apprécie en particulier votre morphologie, votre taille, votre poids, votre tension artérielle et l'état de votre système veineux. Puis il faut vous installer allongée sur la table gynécologique, jambes écartées, chaque pied dans une sorte d'étrier. Le médecin inspecte rapidement la région vulvaire. Cette simple inspection peut parfois suffire à faire un diagnostic de mycose (affection très fréquente) avec une vulve rouge, enflammée, irritée. Ensuite, le praticien va poursuivre l'examen à l'aide de son spéculum.

Qu'est-ce qu'un spéculum et à quoi sert-il ?

Indispensable à l'examen gynécologique, le spéculum permet de visualiser le col de l'utérus. C'est un instrument en forme de bec de canard qui possède deux valves accolées. Il en existe plusieurs tailles adaptées à votre anatomie et même une taille pour vierge. Le spéculum est introduit délicatement dans le vagin en prenant bien soin d'écarter les petites et les grandes lèvres afin de ne pas vous faire mal. Introduit fermé, les deux valves accolées, il va s'ouvrir grâce à une vis, refouler les parois vaginales et laisser ainsi apparaître le col utérin. Le spéculum est soit métallique (et il est alors stérilisé à chaque utilisation) soit, de plus en plus souvent, en plastique et à usage unique.

Grâce au spéculum, le praticien peut juger de l'état du col, d'une éventuelle inflammation (cervicite), de l'existence de pertes anormales. Il peut procéder à des prélèvements : frottis cervicaux de dépistage à l'aide d'une petite spatule en bois et de petits écouvillons. Habituellement, tous les prélèvements qui sont faits au niveau du col ou du vagin sont indolores, même s'ils peuvent parfois être perçus comme désagréables. Le spéculum est ensuite refermé puis retiré avec douceur.

Comment se pratique un toucher vaginal ?

Après l'examen au spéculum, le médecin va pratiquer un toucher vaginal : il va introduire jusqu'au fond du vagin un ou deux doigts recouverts d'un doigtier de plastique très fin. Ce toucher associé, grâce à l'autre main, au palper du bas-ventre permet d'apprécier la taille de l'utérus, sa position, sa sensibilité, sa mobilité, de même que celle des ovaires. L'examen s'achève par l'inspection et la palpation des seins. Un examen clinique habituel ne dure guère plus de cinq minutes.

Quelle est l'hygiène d'un cabinet de gynécologie ?

L'hygiène d'un cabinet de gynécologie est très stricte : les doigtiers et tous les instruments utilisés pour faire des prélèvements sont jetables, à usage unique. Après chaque examen, le spéculum utilisé est jeté quand il est en plastique ou soigneusement nettoyé et stérilisé (le médecin en possède donc un assez grand nombre) s'il est métallique. Le papier recouvrant la table sur laquelle vous vous installez est changé après chaque patiente. Quant au médecin, il se lave les mains au savon ou à l'alcool avant et après chaque examen.

Comment se termine la consultation ?

Pendant que vous vous rhabillez tranquillement, le médecin retourne à son bureau, prépare son ordonnance et prescrit d'éventuels examens complémentaires. Il va alors vous faire part de ses constatations, de son diagnostic et de ses propositions thérapeutiques. Il a aussi un rôle de prévention, d'information, d'éducation. Si vous ne comprenez pas quelque chose ou si vous êtes inquiète, n'hésitez pas à poser des questions : il vous fournira toutes les explications nécessaires. L'entretien ne sera alors pas à sens unique, mais fera l'objet d'un véritable dialogue. Vous devez quitter le cabinet pleinement informée et rassurée : c'est important, il s'agit de votre corps, de votre santé.

DES EXAMENS AU SERVICE DE VOTRE SANTÉ

Quels sont les buts des examens complémentaires en gynécologie ?

La gynécologie moderne met à votre disposition toute une batterie d'examens complémentaires ayant différents buts :

prévention, dépistage, surveillance, diagnostic et même parfois diagnostic et thérapeutique simultanément.

Qu'est-ce que les frottis cervicaux de dépistage ?

Examen incontournable et indolore du suivi gynécologique, réalisé lors d'une simple consultation, les frottis cervicaux représentent un geste simple à pratiquer régulièrement chez toutes les femmes dès le début de l'activité sexuelle. Son intérêt et ses modalités sont envisagés au chapitre consacré au col de l'utérus (p. 307).

Qu'est-ce qu'une colposcopie ?

Réalisée au cabinet du gynécologue en cas d'anomalies aux frottis, la colposcopie consiste à examiner le col de l'utérus avec une sorte de grosse loupe afin d'effectuer des prélèvements au niveau d'éventuelles zones anormales.

Qu'est-ce qu'une biopsie d'endomètre ?

Réalisée au cabinet du gynécologue, la biopsie d'endomètre consiste à prélever un fragment de la muqueuse à l'aide d'une petite canule introduite dans la cavité utérine. La biopsie d'endomètre dure quelques secondes. On la pratique surtout quand il existe des saignements anormaux en dehors de la période des règles.

Qu'est-ce qu'une hystérographie ?

L'hystérographie est la radiographie de l'utérus et des trompes, réalisée chez un radiologue. Elle consiste à opacifier la cavité utérine et tout le trajet des deux trompes à l'aide d'un produit radio-opaque injecté par l'orifice cervical. En quelques minutes, le radiologue va prendre plusieurs clichés suivant le remplissage et la progression du produit.

L'hystérographie est-elle douloureuse ?

Avec un opérateur doux et qui saura vous mettre en confiance et vous détendre, cet examen, il est vrai désagréable, devrait être non ou peu douloureux. On utilise le plus souvent désormais des canules adhérant au col comme une ventouse par un système de préhension pneumatique. Vous pouvez aussi mettre un suppositoire d'antispasmodique une heure avant l'examen.

Quand prescrit-on une hystérographie ?

L'hystérographie se pratique essentiellement pour explorer la cavité utérine à la recherche de polypes ou de fibromes sous-muqueux, ou dans le cadre d'un bilan de stérilité, pour s'assurer de la perméabilité des trompes et de leur état.

En quoi consiste une hystéroscopie ?

Après avoir injecté un gaz dans la cavité utérine pour en écarter les parois, l'hystéroscopie consiste à introduire juste à l'entrée de cette cavité un instrument optique très fin, de quelques millimètres de diamètre, permettant d'en obtenir une vision panoramique. Avec un médecin spécialisé, cet examen remarquable peut se faire en cabinet lors d'une consultation et ne dure que quelques minutes.

Quand fait-on une hystéroscopie ?

Habituellement, on fait une hystéroscopie quand il y a des saignements anormaux en dehors des règles (métrorragies) ou bien des règles anormalement longues et abondantes (ménorragies). Les anomalies les plus fréquemment découvertes à l'hystéroscopie sont bénignes : fibromes sous-muqueux, polypes, adénomyose. Plus rarement, cet examen découvre une lésion suspecte, évoquant un cancer de l'endomètre, et permet alors d'en faire un prélèvement sous contrôle de la vue.

Que fait-on si on découvre une lésion à l'hystéroscopie ?

L'hystéroscopie, diagnostique dans un premier temps, peut devenir opératoire dans un second temps. Un grand nombre de gestes chirurgicaux peuvent ainsi être réalisés sous hystéroscopie : curetage biopsique, ablation de polypes, de myomes sous-muqueux, endométrectomie... Dans ces cas, l'intervention se déroule ultérieurement sous anesthésie générale, à l'hôpital ou en clinique.

Quel est le principe de l'échographie ?

L'appareil d'échographie comporte une sonde émettrice réceptrice émettant des ultrasons qui lui sont renvoyés par les tissus qu'ils rencontrent. Le médecin enduit votre bas-ventre d'une sorte de gel conducteur, évitant l'interposition d'air entre votre peau et la sonde car l'air arrête les ultrasons. Ceux-ci se propagent très bien dans les milieux liquides : ainsi un kyste liquidien ovarien ou du sein apparaîtra comme une image arrondie entièrement noire, c'est-à-dire vide d'échos. Les signaux renvoyés sont intégrés dans l'appareil qui les restitue sous forme d'une image vidéo. L'appareil transmet soit des images fixes, soit des images en temps réel permettant, par exemple, de voir un cœur battre ou un fœtus bouger ou sucer son pouce. Les progrès dans l'imagerie ultrasonore ont été considérables ces dix dernières années, en particulier pour ce qui concerne la grossesse.

Quels renseignements apporte l'échographie en gynécologie ?

Habituellement au cours de l'échographie gynécologique, le médecin utilise une sonde abdominale et une sonde endovaginale qui s'approche au plus près des organes génitaux que l'on souhaite explorer. L'échographie pelvienne permet de visualiser l'utérus, sa forme, sa taille, l'existence éventuelle de fibromes que l'on peut mesurer et situer, l'épaisseur et l'aspect de l'endomètre. Au niveau des ovaires, l'échographie pelvienne visualise très bien les kystes et leur échostructure, solide en faveur d'un kyste organique ou liquidienne en faveur d'un kyste fonctionnel. Dans le cadre du traitement d'une hypofertilité, l'échographie permet de surveiller les effets des traitements de stimulation de l'ovulation. Elle permet aussi de s'assurer qu'un stérilet dont on ne verrait plus les fils est toujours en bonne place dans la cavité utérine.

Quels renseignements apporte l'échographie chez la femme enceinte ?

C'est dans la surveillance de la grossesse que l'échographie donne toute la mesure de ses possibilités : elle est devenue indispensable. Les futures mères sont d'ailleurs très friandes de cet examen spectaculaire, surtout au début de la grossesse quand l'embryon, se déplaçant et gesticulant dans tous les sens, apparaît à l'écran. En début de grossesse, l'échographie permet de déterminer la date de la fécondation avec une précision de l'ordre de quelques jours, et de visualiser l'œuf et sa situation intra-utérine dès la cinquième semaine d'aménorrhée et son activité cardiaque dès la septième, l'embryon ne mesurant alors environ que un centimètre. Elle permet aussi de diagnostiquer très tôt la présence de jumeaux. Au milieu du deuxième trimestre est habituellement réalisée une échographie obstétricale avec étude morphologique et biométrique complète du fœtus à la recherche d'éventuelles anomalies viscérales ou de croissance. On pourra aussi à cette époque déterminer le sexe avec une fiabilité quasi totale.

L'échographie chez la femme enceinte présente-t-elle des dangers pour le fœtus ?

Non. En cas de problème ou de grossesse gémellaire par exemple, si cela s'avère utile, l'échographie peut être renouvelée plusieurs fois, sans aucun inconvénient pour l'enfant à naître.

Où faire réaliser une échographie gynécologique ou obstétricale ?

Bon nombre de gynécologues disposent dans leur cabinet d'un appareil d'échographie. Ainsi, par exemple, quand une femme saigne en début de grossesse, le gynécologue pourra, grâce à son échographe, s'assurer immédiatement de la viabilité embryonnaire et rassurer sa patiente. Il pourra aussi confronter les données de son examen clinique à celles de l'échographie. De nombreux gynécologues ont d'ailleurs suivi une formation complémentaire spécifique et possèdent un diplôme universitaire d'échographie. S'il ne possède pas d'appareil d'échographie ou s'il souhaite un examen plus approfondi, le médecin pourra vous orienter vers un radiologue ou un cabinet spécialisé en échographies gynéco-obstétricales.

Qu'est-ce qu'une cœlioscopie ?

La cœlioscopie est un examen réalisé à l'hôpital ou en clinique, sous anesthésie générale et qui nécessite une hospitalisation courte de un à deux jours. Après avoir insufflé du gaz dans l'abdomen pour bien en distendre la paroi, l'opérateur va faire une petite incision de deux centimètres environ dans le pli du nombril et y introduire une optique permettant de visualiser l'ensemble de la cavité pelvienne.

Quand pratique-t-on une cœlioscopie ?

La cœlioscopie est pratiquée en cas de douleurs pelviennes inexpliquées et persistantes, en cas de salpingite, en présence d'une masse annexielle de nature incertaine, dans le cadre d'un bilan de stérilité ou encore lorsque l'on soupçonne une grossesse extra-utérine.

Qu'est-ce qu'une cœlioscopie opératoire ?

La cœlioscopie diagnostique peut devenir une cœlioscopie opératoire. Il est possible de réaliser de nombreuses interventions gynécologiques (notamment pour toutes celles portant sur les trompes et les ovaires) sous cœlioscopie à l'aide d'instruments complémentaires introduits par une seconde petite incision au niveau du pubis. L'hospitalisation est un peu plus longue en cas d'intervention. Les suites opératoires sont meilleures, plus courtes et beaucoup moins douloureuses qu'en cas de laparotomie, c'est-à-dire lorsque l'on a ouvert l'abdomen.

Qu'est-ce qu'un colpocystogramme ?

Pratiqué en cas de prolapsus (descente d'organes), cet examen radiologique a pour but d'apprécier le comportement cinétique, c'est-à-dire le déplacement à l'effort des organes du petit bassin.

Qu'est-ce qu'un bilan urodynamique ?

Le bilan urodynamique est un examen assez complexe nécessitant un appareillage sophistiqué et réalisé dans des cabinets spécialisés. D'une durée d'environ une demi-heure, cet examen étudie les variations de pression au niveau de l'urètre et de la vessie pendant le remplissage de celle-ci. Il n'est pas douloureux, même s'il peut être perçu de façon désagréable. Il est prescrit en cas de troubles de la continence urinaire : pertes d'urines à l'effort, à la toux, envies d'uriner très fréquentes, impossibilité de se retenir… Le bilan urodynamique va permettre de préciser le mécanisme, souvent complexe et multiple, des troubles afin de déterminer la meilleure stratégie thérapeutique.

Comment se font les dosages hormonaux ?

Les dosages hormonaux plasmatiques ont désormais supplanté les dosages urinaires. Grâce à une seule prise de sang, on peut mesurer différents paramètres : le plus fréquemment, les hormones sécrétées par les ovaires, l'hypophyse ou au cours de la grossesse. La prise de sang peut être effectuée directement auprès de votre laboratoire habituel. S'il ne peut pas réaliser lui-même l'intégralité des dosages prescrits, votre laboratoire se chargera de transmettre le prélèvement à un laboratoire spécialisé en hormonologie.

Qu'est-ce qu'un prélèvement de pertes ?

Si vous avez des pertes vaginales anormales ou persistantes ou bien encore un risque de maladie sexuellement transmissible (MST), le médecin vous adressera dans un laboratoire où l'on prélèvera ces pertes au niveau du col et du vagin. Les différents prélèvements feront l'objet d'analyses et de mises en cultures. Vous recevrez les résultats quelques jours plus tard. Avant de vous rendre au laboratoire, vous pouvez faire une toilette externe de la vulve à l'eau pure, mais pas de toilette vaginale ou au savon, qui pourrait compromettre la fiabilité des analyses.

Les règles

Mythes et idées reçues

Quelle est l'attitude des religions vis-à-vis des femmes pendant les règles ?

Bien qu'événement physiologique naturel, le cycle menstruel et les règles ont toujours été entourés d'un tissu de mythes et de tabous venus du fond des âges. Ainsi, l'impureté présumée de la femme « menstruée » se retrouve dans toutes les religions et presque toutes les sociétés.

« La femme qui aura un flux, un flux de sang en sa chair, restera sept jours dans son impureté. Quiconque la touchera sera impur jusqu'au soir. Tout lit sur lequel elle couchera pendant son impureté sera impur, et tout objet sur lequel elle s'assiéra sera impur. Quiconque touchera son lit, lavera ses vêtements sera impur jusqu'au soir. » Ainsi s'exprime le Seigneur, par l'intermédiaire de Moïse, dans le Lévitique 15, 19-21.

Au Moyen Âge, les femmes réglées ne devaient pas communier. Cette coutume persiste dans l'Église orthodoxe grecque.

À Bali, l'entrée des multiples temples de l'île est interdite aux femmes en période de règles : de nos jours encore, une pancarte écrite en anglais y rappelle cette interdiction devant chaque lieu sacré.

Dans la religion musulmane, les femmes réglées ne doivent pas pénétrer dans une mosquée. Pendant le ramadan, elles ne doivent pas jeûner pendant leurs règles, mais doivent rattraper plus tard les jours de jeûne qu'elles ont manqués.

Dans la plupart des religions, les rapports sexuels sont proscrits pendant les règles.

Quelle est l'image des règles dans les sociétés primitives ?

Dans les sociétés primitives, la croyance la plus répandue était que le sang menstruel pouvait être dangereux pour les hommes. Pendant les menstruations, les femmes étaient exclues des activités sociales et isolées. On a ainsi accusé la femme en période de règles de pouvoir faire tourner le lait ou la mayonnaise, de transformer le vin en vinaigre, de provoquer l'avortement des juments, d'arrêter les pendules… La menstruation apparaissait comme un phénomène apparemment surnaturel, puisqu'il y avait perte de sang sans plaie. Tous ces tabous, interdits et superstitions, universellement répandus, ont contribué à donner à la menstruation une tonalité négative, péjorative.

Qu'est-ce qui est possible et qu'est-ce qui ne l'est pas pendant les règles ?

Contrairement aux idées reçues qui défient les connaissances médicales et traversent les générations, tout est permis pendant les règles. Il est ainsi possible de faire du sport, de se baigner, de faire l'amour ou encore de subir un examen gynécologique en période de règles, même si la plupart des femmes répugnent à ces activités pendant leurs menstruations. Les règles ne sont pas du « mauvais sang ». Il est faux de prétendre que l'absence de règles fait grossir : ce sont parfois les phénomènes hormonaux qui ont engendré des cycles irréguliers ou un arrêt de la menstruation qui peuvent occasionner une prise de poids.

QU'EST-CE QUE LES RÈGLES ?

Comment se forment les règles ?

Tout au long du cycle, les ovaires sécrètent des hormones féminines (les œstrogènes et la progestérone) qui agissent sur l'endomètre, la muqueuse qui tapisse l'intérieur de la cavité utérine. Sous l'influence des hormones ovariennes, cette muqueuse s'épaissit d'abord puis prend un aspect sécrétoire particulier préparant la nidation d'un œuf en cas de fécondation.

S'il y a fécondation, les ovaires continuent leurs sécrétions hormonales et la grossesse se poursuit, les règles ne surviennent plus. En l'absence de fécondation, les taux des hormones ovariennes chutent brusquement, ce qui entraîne la desquamation de la muqueuse endométriale : c'est l'arrivée des règles qui signe à la fois la fin d'un cycle menstruel et le début d'un nouveau.

De quoi sont faites les règles et quelle est leur durée normale ?

Les règles sont faites d'un mélange de sang et de débris endométriaux. Toutes les zones de l'endomètre ne desquament pas en une seule fois, ce qui explique que les règles durent plusieurs jours (en général de trois à six jours). Chez certaines femmes, les règles ne durent que deux jours, chez d'autres, sept à huit jours ; on ne peut considérer cela comme anormal, surtout s'il en a toujours été ainsi et si leur abondance n'est pas excessive.

Quelle est l'abondance normale des règles ?

La quantité de sang perdue pendant les règles est relativement peu importante : de cinquante à cent cinquante centimètres cubes. Elle est en majeure partie éliminée lors des deux premiers jours. Quand les règles sont très abondantes ou longues, elles peuvent entraîner fatigue, voire anémie mais ce n'est que rarement le cas lors de cycles normaux.

Sous l'influence d'une enzyme utérine, le sang des règles est très fluide, incoagulable. Il faut des règles très abondantes, voire hémorragiques, pour aboutir à la formation de caillots.

Quelle est la durée normale des cycles menstruels ?

Normalement, les règles surviennent régulièrement tous les vingt-huit jours. Cependant, certaines femmes ont des cycles réguliers mais un peu plus courts (vingt-cinq, vingt-six jours) ou au contraire un peu plus longs (trente, trente-deux jours) ; cela ne peut être considéré comme anormal.

Des décalages de deux ou trois jours dans la durée des cycles doivent-ils inquiéter ?

Si les règles surviennent classiquement tous les vingt-huit jours, de nombreuses femmes ne sont pas réglées aussi ponctuellement et présentent souvent de petits décalages en avance ou en retard. Cela ne témoigne pas d'un dérèglement hormonal et il n'y a pas d'inquiétude à avoir.

Peut-on être très fatiguée pendant les règles, même en perdant peu de sang ?

Vous pouvez vous sentir très fatiguée pendant vos règles alors même que la quantité de sang perdue est minime : cela s'explique par les phénomènes hormonaux du cycle menstruel qui accompagnent les règles et non par la perte de sang elle-même.

Les règles ont-elles une odeur ?

Stérile en sortant de l'utérus par le canal cervical, le sang des règles prend une odeur spécifique en séjournant dans le vagin, quand il entre en contact avec la flore vaginale. Cette odeur particulière, plus ou moins importante, gêne certaines femmes qui peuvent y remédier en partie en changeant plus souvent de protections.

Quelles protections utiliser pendant les règles ?

Vous avez le choix entre des protections externes (les serviettes) et des protections internes (les tampons). Pour des questions de confort, d'habitude mais aussi de préjugés et d'éducation, les tampons sont plus utilisés dans les tranches d'âge les plus jeunes. Beaucoup de femmes alternent les deux modes de protections en fonction de l'abondance des règles, de leurs activités ou encore utilisent des tampons dans la journée et des serviettes la nuit.

Quel est l'intérêt des serviettes ?

Les serviettes périodiques possèdent une large surface d'absorption et sont plus rassurantes quand le flux menstruel est important. Il en existe de différentes épaisseurs, adaptées à l'abondance de vos règles. On reproche aux serviettes de faire communiquer, par une sorte de pont, le vagin, l'urètre et l'anus. Il faut donc changer de serviette assez souvent pour éviter une certaine macération du sang. On reproche aussi à ce type de protection d'être visible sous des vêtements moulants.

Quel est l'intérêt des tampons ?

Le tampon est une protection interne, introduite dans le vagin. Il peut être appliqué avec ou sans inserteur. Il est muni d'un fil très solide qui permet de le retirer.

Aucun sous-vêtement, même les plus petits et les plus ajustés, ni même la nudité ne peuvent le révéler. Il en existe aussi de plusieurs tailles, adaptées à votre morphologie et à l'abondance des règles. Le tampon doit se changer au moins aussi souvent que la serviette périodique. Ainsi, au début des règles, vous utiliserez au moins trois ou quatre tampons par jour.

Que se passe-t-il si on oublie un tampon ?

S'il vous arrivait un jour d'oublier un tampon (cela n'est pas rare), vous seriez vite rappelée à l'ordre par une odeur désagréable, intense ; retirez-le rapidement et consultez votre gynécologue qui vous prescrira probablement des ovules gynécologiques antiseptiques.

Une jeune fille peut-elle mettre des tampons ?

Une jeune fille vierge peut utiliser des tampons périodiques, en les introduisant par l'orifice de l'hymen. La plupart des marques commercialisent des tailles très petites (« mini ») à cet effet.

Les troubles des règles

Les règles douloureuses (dysménorrhées)

Les règles douloureuses sont-elles fréquentes et les douleurs peuvent-elles être très importantes ?

Une majorité de femmes ressentent un certain inconfort pendant leurs règles, un bon nombre se plaignant de douleurs et certaines étant même contraintes de cesser toute activité une ou deux journées chaque mois. Chez les jeunes filles, les règles douloureuses constituent la principale cause d'absentéisme scolaire.

Comment se manifeste la douleur des règles ?

La douleur des règles, ou dysménorrhée, survient généralement le premier jour des règles et ne dure que quelques heures (parfois vingt-quatre heures, rarement davantage). La douleur est typiquement spasmodique ; elle se manifeste par des contractions, des coliques, des crampes pelviennes (en anglais, on parle d'ailleurs de « *menstrual cramps* ») qui peuvent irradier vers les reins ou dans les cuisses. L'intensité de la douleur est très variable : parfois très intense, intolérable, contraignant à l'alitement, elle peut n'être qu'une simple sensation d'endolorissement passager du bas-ventre. En s'écoulant et en atteignant son plein, le flux menstruel apporte un soulagement.

Quels sont les signes qui peuvent accompagner les règles douloureuses ?

Si, dans la moitié des cas, les douleurs des règles apparaissent isolées, elles peuvent s'accompagner chez d'autres femmes de maux de tête, de nausées, de vomissements ou encore de fatigue. Des malaises ou même une perte de connaissance ne sont pas rares, surtout si la douleur est intense. Il existe aussi souvent des troubles du transit intestinal : une constipation prémenstruelle suivie de diarrhée au moment des règles.

Qu'appelle-t-on dysménorrhée primaire et dysménorrhée secondaire ?

On distingue médicalement les dysménorrhées primaires, qui surviennent dès l'adolescence, des dysménorrhées secondaires, d'apparition tardive et dont les principales causes sont l'endométriose (maladie assez fréquente caractérisée par la présence d'endomètre dans des localisations anormales, en général au niveau du petit bassin), les infections génitales, les polypes et certains fibromes utérins.

Quelles sont les causes de la dysménorrhée ?

Plusieurs facteurs entrent en jeu, parmi lesquels le rôle des prostaglandines semble prépondérant.

Les causes psychologiques, longtemps avancées, jouent un rôle mineur par rapport aux facteurs physiques. La quasi-disparition des règles douloureuses sous pilule en témoigne. Cependant, certains facteurs psychologiques peuvent parfois entrer en jeu : refus de la féminité, sensation de perte de contrôle de son corps, recherche de l'attention et de l'affection de l'entourage immédiat, rôle de l'éducation aussi.

Le col de l'utérus joue un rôle de verrou sur lequel le corps utérin se contracte pour évacuer le sang menstruel. Quand le col se relâche, le sang s'écoule et la douleur disparaît. C'est la raison pour laquelle la dysménorrhée cède souvent après un accouchement, au cours duquel le col s'est dilaté. D'ailleurs, on constate que les femmes présentant une béance du col (qui reste toujours un peu entrouvert) ne présentent pratiquement jamais de règles douloureuses.

L'ovulation semble favoriser la dysménorrhée. Chez la jeune fille, les premiers cycles, irréguliers et sans ovulation, sont rarement douloureux.

Les prostaglandines sont des substances produites par toutes les cellules de l'organisme et qui agissent sur place. Il en existe plusieurs familles dont certaines (PGF2, PGE2) semblent incriminées dans la genèse des dysménorrhées et peut-être du syndrome prémenstruel. En cas de règles douloureuses, la concentration du sang menstruel en prostaglandines est nettement supérieure à la normale et l'on sait qu'elles accroissent les contractions de l'utérus.

Quels sont les traitements de la dysménorrhée ?

Il existe de vieilles recettes dans lesquelles la chaleur joue un rôle prépondérant. Dans l'Antiquité, Hippocrate conseillait déjà une fumigation par les vapeurs d'une décoction de vin doux, de fenouil et de roses. Actuellement, la bouillotte bien chaude de nos grands-mères a encore ses adeptes.

Les médicaments antalgiques sont largement utilisés, sous formes de comprimés ou de suppositoires, chaque femme finissant par trouver son produit de prédilection. Il en existe différentes classes, non opiacés ou opiacés. En vente libre, le paracétamol est particulièrement employé et suffit souvent.

Les médicaments antispasmodiques luttent contre les contractions utérines responsables de la dysménorrhée.

Les antiprostaglandines ont l'ambition de lutter contre la cause de la dysménorrhée (l'excès de prostaglandines) alors que les autres thérapeutiques sont symptomatiques, traitant l'effet. Ces antiprostaglandines, utilisés sous forme de comprimés ou de suppositoires, sont des anti-inflammatoires habituellement employés en rhumatologie. Ils diminuent voire suppriment les douleurs dans la majorité des cas. Ils doivent être pris dès l'apparition de la sensation de douleur, pendant une ou deux journées seulement. L'aspirine possède aussi une certaine action antiprostaglandine, mais elle a l'inconvénient d'augmenter le flux menstruel.

Quelle est l'action de la pilule sur les règles douloureuses ?

La pilule contraceptive œstroprogestative vient à bout des dysménorrhées dans la quasi-totalité des cas et apporte à la jeune femme perturbée, voire handicapée chaque mois par des règles très douloureuses un confort et une sécurité particulièrement appréciés. Certaines femmes continuent d'ailleurs de prendre la pilule pour préserver leur bien-être menstruel, même quand elles interrompent pendant plusieurs mois leur activité sexuelle. Cependant, la pilule a des contre-indications, parfois des effets secondaires indésirables et nécessite une consultation préalable et une surveillance médicale régulière.

Faut-il accepter et supporter les douleurs des règles ?

Certainement pas, les règles douloureuses ne sont pas une fatalité. Nous possédons aujourd'hui les moyens d'atténuer ou de supprimer les douleurs des règles. Parlez-en à votre gynécologue ou à votre médecin traitant ; il saura trouver la solution adaptée à votre problème.

Les règles abondantes (ménorragies)

Quand peut-on parler de règles trop abondantes, de ménorragies ?

Il faut savoir que certaines femmes ont toute leur vie des règles abondantes et d'autres, au contraire, des règles minimes.

Quand les règles augmentent en durée ou en abondance, ou encore, comme c'est le plus souvent le cas en durée et en abondance, on parle de ménorragies. Les règles contiennent alors souvent des caillots et peuvent devenir véritablement hémorragiques les premiers jours. Certaines femmes restent même cloîtrées chez elles en attendant la décrue menstruelle. Celles qui travaillent ne se sentent guère en sécurité et voient arriver la date fatidique comme un cauchemar qui se reproduit chaque mois.

Quelles sont les causes fonctionnelles des règles abondantes ?

Les causes fonctionnelles consistent surtout en un excès d'œstrogènes et une insuffisance, voire une absence de progestérone – c'est ce qui se passe en cas de mauvaise ovulation ou d'absence d'ovulation. Ces dysfonctionnements hormonaux entraînent un développement trop important de la muqueuse endométriale et des anomalies de sa desquamation conduisant aux ménorragies.

Quel est le traitement des causes fonctionnelles des règles abondantes ?

Le traitement consiste à prendre un médicament progestatif (produit de synthèse « mimant » l'action de la progestérone et luttant contre les œstrogènes) dix à quinze jours par mois, du onzième ou du seizième jusqu'au vingt-cinquième jour du cycle pour compenser la déficience en progestérone. Ces troubles fonctionnels peuvent apparaître à tous les âges, de la jeune fille à la femme en préménopause.

Quelles sont les causes organiques des règles abondantes ?

Les causes organiques des règles abondantes se rencontrent surtout après quarante ans. Les lésions habituellement en cause sont au nombre de trois et peuvent s'associer : ce sont les fibromes sous-muqueux qui « bombent » dans la cavité utérine, les polypes et l'adénomyose. Toutes ces lésions à vocation hémorragique sont bénignes, ne dégénèrent pas et peuvent être mises en évidence par différents examens complémentaires : une échographie pelvienne, une hystérographie ou mieux encore une hystéroscopie.

Quel est le traitement des causes organiques des règles abondantes ?

Le traitement des fibromes sous-muqueux et des polypes de l'endomètre est chirurgical. Les traitements médicaux sont inefficaces. La présence d'une lésion organique justifie un geste opératoire qui pourra, le plus souvent, être réalisé par les voies naturelles sous hystéroscopie et limité à la cavité utérine, préservant ainsi l'utérus.

Les règles abondantes sont-elles fréquentes en préménopause ?

Aux alentours de la ménopause, quand coexistent parfois une cause organique et une cause fonctionnelle, des hémorragies sont assez fréquentes et d'autant plus redoutables qu'elles deviennent imprévisibles car les cycles sont alors irréguliers.

Que deviennent les règles avec un stérilet ?

Dans la plupart des cas, la présence d'un stérilet normal en cuivre augmente l'abondance et la durée des règles. Souvent les règles sont alors précédées et suivies de plusieurs jours de traces imposant une protection. Si vous avez déjà des règles longues et abondantes, ce moyen de contraception ne vous est pas conseillé. Certains médicaments à action vasculaire sont proposés pour limiter l'abondance des règles avec stérilet, mais leur efficacité est inconstante. Plus on s'approche de la ménopause, plus il y a de probabilités qu'un stérilet, même bien toléré depuis longtemps, provoque des règles de plus en plus abondantes, finissant par conduire à son retrait, après lequel tout rentre habituellement dans l'ordre dès le cycle suivant.

Quel est l'intérêt du stérilet hormonal ?

Le stérilet hormonal permet d'éviter les règles abondantes d'origine fonctionnelle, mais il est inefficace en cas de lésion organique.

Quelle est la différence entre les ménorragies et les métrorragies ?

Les ménorragies sont des règles longues et abondantes, elles traduisent souvent un polype ou un fibrome sous-muqueux, surtout après quarante ans. On appelle « métrorragies » tous les saignements utérins survenant en dehors des règles. On peut distinguer les métrorragies provoquées (souvent par les rapports) et qui sont habituellement de sang rouge en provenance du col, et les métrorragies spontanées, de sang plutôt foncé, qui viennent plutôt de la cavité utérine.

Si les règles deviennent plus longues et plus abondantes, doit-on s'inquiéter ?

Une augmentation franche et régulière de la durée et de l'abondance des règles depuis deux ou plusieurs cycles doit amener à consulter un médecin, car il y a peu de chances que cela s'améliore spontanément. Au contraire, surtout après quarante ou quarante-cinq ans, les saignements, parfois de véritables hémorragies avec caillots, gênant la vie sociale, peuvent s'aggraver jusqu'à la ménopause. Les explorations retrouvent dans la majorité des cas une ou des pathologies de l'utérus (polype, fibrome sous-muqueux ou adénomyose) justifiant un geste opératoire souvent limité à la cavité utérine et qui permettra d'attendre la ménopause dans la sérénité.

Les règles très faibles (hypoménorrhées)

Quelles sont les causes des règles très faibles ?

Certaines femmes ont toujours des règles courtes et de faible abondance et ne viennent jamais consulter pour cela car elles se trouvent très bien ainsi. On va plutôt voir son médecin quand les règles se modifient, s'amenuisant progressivement jusqu'à ne consister parfois qu'en quelques traces pendant une demi-journée.

La principale cause des hypoménorrhées est la minceur de la muqueuse endométriale dont la desquamation sera donc peu importante. On retrouve très souvent cette situation au niveau de l'endomètre pendant la prise de pilule ; la plupart des femmes sous contraception orale savent d'ailleurs que la pilule diminue l'abondance des règles. Moins fréquentes, les autres causes des hypoménorrhées sont surtout représentées par certains troubles hormonaux, des altérations de l'état général comme un amaigrissement important ou des troubles psychologiques, comme lors d'une anorexie mentale.

Les minipilules entraînent-elles des minirègles ?

Parfois, en particulier avec les minipilules après plusieurs mois ou années d'utilisation, on aboutit progressivement à des règles très peu abondantes, voire à une absence de règles certains cycles. Cela est assez fréquent et n'est pas inquiétant.

– Si les règles restent très peu abondantes, vous pouvez continuer ainsi sans risque et sans crainte, cela n'est pas mauvais pour votre santé et n'influencera pas votre poids.

– Si les règles finissent par disparaître ou manquer certains mois et si vous n'avez pas oublié votre pilule, ne vous inquiétez pas et continuez la prise, comme d'habitude. Vous pouvez aussi en faire part à votre médecin. Il peut vous prescrire pendant un à trois mois une pilule à climat plus œstrogénique, destinée à régénérer votre endomètre.

Qu'est-ce qu'une synéchie ?

Quand une hypoménorrhée survient après un curetage, il faut suspecter ce que l'on appelle une synéchie, c'est-à-dire un accolement des faces de l'endomètre, consécutif à une abrasion trop importante de la muqueuse et limitant la surface de saignement. On en rencontre désormais rarement, depuis que les interruptions volontaires de grossesse sont faites par aspiration et non plus par curetage. Les synéchies récentes se traitent assez facilement sous hystéroscopie.

Les règles irrégulières (spanioménorrhées)

Qu'appelle-t-on des règles irrégulières ou spanioménorrhées ?

Si des variations de quelques jours dans la durée des cycles ne peuvent être considérées comme anormales, certaines femmes présentent des cycles très irréguliers, en général longs (trente-cinq, quarante ou quarante-cinq jours) et parfois peuvent même sauter un, voire plusieurs mois. Pour qualifier ces cycles à la fois longs et irréguliers, on parle médicalement de spanioménorrhées.

Quelles sont les causes hormonales des spanioménorrhées ?

Dans la majorité des cas, il s'agit de causes hormonales, les femmes présentant des cycles longs et irréguliers ovulent mal, rarement et parfois même pas du tout. Il faut savoir en effet que vous pouvez parfaitement avoir des règles, même relativement régulières, sans ovulation. La dysovulation (mauvaise ovulation) et l'anovulation (absence d'ovulation) entraînent un état de déséquilibre hormonal plus ou moins permanent ; comme en témoignent les dosages hormonaux, les ovaires produisent alors continuellement des œstrogènes et peu ou pas de progestérone. Or, votre bien-être physique et aussi psychologique repose sur un équilibre harmonieux entre ces hormones. La sécrétion anormale d'une hormone appelée « prolactine », qui joue surtout un rôle au moment de l'allaitement, peut également perturber l'ovulation.

Les spanioménorrhées sont-elles plus fréquentes à certaines époques ?

Au début et à la fin de l'activité ovarienne, au moment de la puberté et à l'approche de la ménopause (c'est-à-dire quand l'axe hypothalamo-hypophyso-ovarien se met en route et quand il commence à se dérégler), il est normal que les cycles soient irréguliers. S'il existe des troubles physiques et psychologiques associés, comme c'est souvent le cas aux abords de la ménopause (ballonnement, tension des seins, altération de l'humeur...), un traitement progestatif de rééquilibration hormonale peut améliorer votre confort et votre qualité de vie.

Qu'appelle-t-on des ovaires dystrophiques ou une dystrophie ovarienne ?

Quand une femme n'a jamais été bien réglée et que la spanioménorrhée, fréquente après la puberté, se poursuit à l'âge adulte, la cause la plus fréquente est représentée par les dystrophies ovariennes, sortes d'anomalies des ovaires qui fonctionnent mal. Les ovaires dystrophiques sont en général gros et sensibles, voire douloureux et porteurs de nombreux microkystes, visibles à l'échographie. On peut rétablir l'équilibre hormonal par la prise régulière, dix à vingt jours par mois, d'un progestatif compensant la déficience en progestérone et rétablissant une plus grande régularité des cycles. Si vous avez des ovaires dystrophiques, ne soyez pas trop inquiète en ce qui concerne vos possibilités de maternité : s'il faut souvent faire appel à des stimulateurs de l'ovulation, leurs résultats sont bons.

Quelles sont les causes psychologiques des spanioménorrhées ?

Les causes psychologiques des règles irrégulières ne sont pas rares : toutes les formes d'agression, de stress, la fatigue, le surmenage, les conflits personnels ou professionnels peuvent largement contribuer à perturber les systèmes de commande souvent fragiles de l'axe hypothalamo-hypophyso-ovarien.

Les pertes de sang entre les règles (métrorragies)

Qu'appelle-t-on métrorragies ?

Les métrorragies désignent des pertes de sang anormales, d'abondance variable, minimes (sortes de taches ou de traces) ou parfois aussi abondantes que des règles, mais survenant en cours de cycle, à une période inhabituelle.

En cas de saignements entre les règles, faut-il consulter ?

Oui, certainement. Après vous être assurée que le sang s'écoule bien du vagin et non d'une hémorroïde ou encore de l'urètre en cas de cystite importante, vous devez prendre contact avec votre médecin traitant ou votre gynécologue qui pourra vous examiner même en période de saignements. Il faudra lui préciser si le saignement est spontané, survenu inopinément, ou provoqué, en général à la suite d'un rapport sexuel.

Quelles sont les causes des métrorragies provoquées ?

Quand la perte de sang est provoquée, il est probable que la cause du saignement se situe au niveau du col de l'utérus. C'est un contact – souvent le choc entre le sexe de l'homme et le col utérin pendant les rapports – qui va provoquer un saignement. Cela arrive quand le col est rouge, inflammatoire (on parle de cervicite). Parfois un simple toucher vaginal ou la pratique des frottis cervicaux de dépistage suffisent à faire légèrement saigner un col utérin.

Il faut savoir que si vous avez des relations sexuelles, si vous êtes sous pilule ou si vous êtes déjà mère, une légère inflammation du col est courante et n'est pas inquiétante.

En cas de saignements provoqués, le médecin peut prescrire un traitement local par ovules et pratiquer des frottis de dépistage si les derniers remontent à plus d'une année.

Quelles sont les causes des métrorragies spontanées ?

Si les pertes de sang sont inopinées, plusieurs causes sont possibles. Des perturbations hormonales, induites par les mêmes formes de stress psychologiques responsables des cycles irréguliers, peuvent entraîner un ou plusieurs cycles particulièrement courts et anarchiques. Des règles survenant précocement peuvent alors être confondues avec des saignements anormaux. Un traitement hormonal mal adapté ou mal toléré peut aussi entraîner des métrorragies.

Si vous saignez de façon anarchique, comment vous y retrouver ?

Parfois, vous-même avez du mal à vous y retrouver entre les règles, les saignements et d'éventuels traitements, surtout hormonaux. Il importe donc de noter soigneusement sur un agenda les dates et l'abondance des règles et des saignements, ainsi que les dates et la nature d'éventuels traitements hormonaux pour faciliter la tâche de votre médecin.

Est-il normal de saigner parfois au milieu du cycle ?

Chez certaines femmes, de petites traces de sang en milieu de cycle, au moment de l'ovulation et durant habituellement quelques heures ou une journée, ne sont pas rares et ne peuvent être considérées comme anormales.

Que signifient des pertes de sang pendant la prise de la pilule ?

Les pertes de sang pendant la prise de pilule représentent un problème de gynécologie courant que votre médecin pourra facilement expliquer et résoudre. Elles peuvent avoir plusieurs causes :

- un oubli de pilule, surtout si vous êtes sous minipilule ;
- de petites traces de sang pendant la ou les deux premières plaquettes d'une minipilule sont fréquentes et tout peut rentrer dans l'ordre ultérieurement ;
- si des pertes de sang persistent sous minipilule au-delà de deux ou trois cycles, cela signifie que cette pilule est probablement insuffisamment dosée pour vous et qu'il faudra en changer pour une pilule plus dosée ;
- des saignements entre les règles, survenant après plusieurs mois ou des années de prise de pilule, témoignent habituellement d'une atrophie de la muqueuse endométriale et justifient la prise transitoire d'une pilule plus œstrogénique capable de régénérer l'endomètre ;
- si vous êtes sous micropilule progestative, de petites traces de sang sont très fréquentes et ne doivent pas être considérées comme anormales.

Est-il vrai que les femmes porteuses d'un stérilet ont tendance à saigner plus facilement ?

Oui, quelles qu'en soient les causes (hormonales, organiques, psychologiques, période ovulatoire...), les femmes porteuses d'un stérilet sont davantage sujettes aux saignements entre les règles.

L'absence de règles (aménorrhée)

Qu'appelle-t-on aménorrhée ?

On appelle « aménorrhée » une absence de règles d'au moins six mois chez une femme qui a déjà été réglée.

Quelle est la principale cause de l'absence de règles ?

La première cause de retard et d'absence de règles chez une femme en période d'activité ovarienne est la grossesse. Il faut toujours y songer sous peine de s'exposer à d'étonnantes surprises : tout gynécologue s'est retrouvé un jour ou l'autre en face d'une mère s'apercevant que sa fille était enceinte de trois ou quatre mois et parfois beaucoup plus…

Quand faut-il penser à la ménopause devant une absence de règles ?

La survenue d'une ménopause peut être précoce, parfois avant quarante ans, voire avant trente-cinq ans. En général, dans ce cas, l'arrêt des règles n'est pas brutal mais est précédé d'une période plus ou moins longue de cycles irréguliers et s'accompagne de bouffées de chaleur et de sueurs nocturnes.

Quelles sont les autres causes hormonales des aménorrhées ?

Hormis la grossesse et la ménopause, les aménorrhées peuvent avoir diverses origines qui se situent aux différents étages de l'axe hypothalamo-hypophyso-ovarien.

Parfois, des affections des ovaires (certaines dystrophies ovariennes ou des anomalies génétiques) peuvent entraîner une aménorrhée.

La sécrétion excessive d'une hormone hypophysaire, la prolactine, entraîne rapidement une perturbation de l'ovulation, puis un arrêt des règles s'accompagnant d'une galactorrhée (sécrétion de lait), car la prolactine est l'hormone de la lactation. Une hypersécrétion de prolactine peut être le fait d'un adénome (petite tumeur bénigne située dans l'hypophyse) ou être causée par la prise de certains médicaments, utilisés en neuropsychiatrie, en particulier en cas de dépression.

De très loin les plus fréquentes, les aménorrhées psychogènes ayant une origine haute correspondent à un dérèglement ou un blocage du centre de commande hypothalamique.

Qu'est-ce que l'aménorrhée psychogène ?

La forme la plus fréquente des aménorrhées secondaires est l'aménorrhée psychogène, autrement dit l'absence de règles après un choc psychologique ou toute autre forme de stress. En cas de traumatisme psychologique important (accident, décès d'un proche, agression...) ou de conflits personnels (conjugaux, familiaux, professionnels...), une aménorrhée peut s'installer, parfois pendant plusieurs mois, voire plusieurs années, surtout si ces événements viennent perturber une femme à l'équilibre psychologique déjà fragile.

Quelles sont les autres causes des aménorrhées ?

Toute altération de l'état général, toute maladie grave, une autre affection endocrinienne (comme une insuffisance thyroïdienne) ou encore un amaigrissement important (comme dans l'anorexie mentale) peuvent entraîner une aménorrhée.

Que faire en cas d'absence inhabituelle et prolongée de vos règles ?

Si vous présentez une aménorrhée, consultez votre médecin. Il s'entretiendra avec vous, vous examinera et prescrira des examens complémentaires – comme des dosages hormonaux – pour déterminer la cause de votre absence de règles et vous proposera une solution. Surtout ne désespérez pas : la grande majorité des aménorrhées secondaires peuvent être traitées et souvent sont réversibles spontanément.

Est-ce que les règles reviennent normalement à l'arrêt de la pilule ?

Après une prise prolongée de pilule, il est possible que l'horloge hypothalamique ne se remette pas tout de suite en marche et que l'on observe une aménorrhée de quelques mois. Ce genre de situation concerne en fait surtout les femmes qui, avant de suivre une contraception orale, avaient déjà des cycles irréguliers et chez lesquelles la pilule a bloqué pendant plusieurs années un mécanisme qui, au départ, ne fonctionnait pas très bien. Les aménorrhées « post-pilule » se traitent assez facilement.

Le syndrome prémenstruel (SPM)

Qu'est-ce que le syndrome prémenstruel ?

C'est un ensemble de signes psychologiques et physiques qui surviennent régulièrement dans la période prémenstruelle (qui précède les règles) et qui disparaissent avec celles-ci. La durée du SPM varie de une journée à deux semaines.

On a pu attribuer jusqu'à près de cent signes au syndrome prémenstruel ! Bien entendu, aucune femme n'est affectée par tous ces malaises. Elle en présente habituellement un ou plusieurs qui dominent le tableau.

Le syndrome prémenstruel se caractérise par une très grande variabilité. D'une femme à l'autre, tout est différent : à chacune son syndrome. Souvent aussi, chez la même femme, les symptômes varient sensiblement en nature, en durée et en intensité d'un cycle à l'autre.

Le syndrome prémenstruel est-il fréquent ?

Le SPM est très fréquent, et s'il est relativement méconnu, c'est parce que beaucoup de femmes s'accommodent de leurs troubles ou ne souhaitent pas en parler.

D'après différentes enquêtes, on peut dire que 70 à 90 % des femmes disent éprouver des changements prémenstruels, 20 à 40 % en ressentent une certaine gêne physique et/ou psychologique et environ 5 % des femmes présentent même des syndromes prémenstruels sévères, pouvant altérer leur vie sociale et leurs relations avec l'entourage.

Quand penser à un syndrome prémenstruel ?

À certaines périodes du mois, vous vous sentez lasse, morose, dépressive ou au contraire irritable, voire agressive. Le moindre problème prend des proportions insensées et parfois vous vous évertuez à le monter en épingle quand bien même cela vous rend malheureuse. De plus, vous vous sentez gonflée, serrée dans vos vêtements, vos seins sont tendus et douloureux. Cette forme de tension nerveuse, émotionnelle et physique va progressivement augmenter jusqu'aux règles libératrices avec lesquelles tout s'estompe.

Si vous vous reconnaissez un peu dans cette description, peut-être présentez-vous un syndrome prémenstruel, affection insidieuse qui, chaque mois, vient empoisonner l'existence de beaucoup de femmes et aussi de couples.

Avez-vous un syndrome prémenstruel ?

Pour le savoir, il faut mettre en évidence le caractère régulier, cyclique, des troubles, les jours précédant l'arrivée des règles. Pour mieux être fixée sur votre cas, répondez aux questions suivantes :

- Présentez-vous parfois un ou plusieurs des troubles suivants ?
  – Vous sentez-vous parfois nerveuse, irritable, dépressive, fatiguée, lasse, l'envie de ne rien faire, de ne voir personne, agressive, perdant patience, anxieuse ?
  – Avez-vous parfois les seins tendus, douloureux, l'abdomen ballonné, les vêtements qui serrent, des maux de tête, une prise de poids rapide, les paupières gonflées, les pieds enflés, des difficultés à retirer vos bagues ?
- Les troubles que vous présentez surviennent-ils en même temps ?
- Les troubles surviennent-ils à chaque cycle pendant la période prémenstruelle (c'est-à-dire pendant les jours précédant les règles) ?
- Si vous présentez ces troubles à n'importe quel moment du cycle, s'aggravent-ils toujours avant les règles ?
- La survenue des règles vous apporte-t-elle un soulagement ?

Si vous répondez « oui » à toutes ces questions, vous avez très probablement un SPM. Si vous répondez « non », vos troubles éventuels ne relèvent pas du SPM. Si vous répondez « je ne sais pas », vous avez peut-être un SPM, mais vous n'avez pas encore pris conscience du caractère cyclique de vos symptômes.

Quels sont les principaux signes physiques du SPM ?

Ce sont les troubles congestifs qui sont les plus fréquents. Vous avez l'impression de gonfler, de « retenir l'eau ». En réalité, le poids augmente moins que vous ne le pensez mais l'eau se répartit différemment dans les différents secteurs de l'organisme, ce qui donne à la silhouette un aspect parfois « soufflé ». Les symptômes congestifs du SPM installent une femme dans une sorte d'inconfort très désagréable et peuvent siéger à différents niveaux. L'abdomen et le bas-ventre sont ballonnés, voire douloureux, la jupe serre. Le visage peut prendre un aspect « bouffi », très inesthétique, avec œdème des paupières, gênant particulièrement les femmes exerçant un métier public. Les doigts peuvent être boudinés et interdire le retrait des bagues quelques jours par mois, les jambes deviennent douloureuses et les chevilles gonflent, gardant le soir la marque des chaussures.

Quels sont les effets du SPM au niveau des seins ?

Les seins deviennent douloureux, tendus, et augmentent de volume. Certaines femmes sont parfois contraintes de changer de taille de soutien-gorge avant les règles ou encore ne supportent plus aucun contact à ce niveau. Les glandes mammaires, congestionnées et dures, surtout sur les côtés et en haut, peuvent donner l'impression de masses, de nodules anormaux qui vous inquiètent. C'est pour cela qu'il vaut mieux examiner les seins après les règles, quand la congestion douloureuse ne fausse pas la palpation : habituellement, l'impression de nodules a alors disparu spontanément.

Quels sont les autres signes des SPM ?

Les phénomènes cutanés allergiques connaissent souvent un certain regain en période prémenstruelle : poussées d'acné, d'eczéma, herpès au niveau de la bouche.

Le comportement alimentaire peut se modifier avec volontiers des crises de fringales, des boulimies d'aliments sucrés (biscuits, confiseries, chocolat, souvent noir).

Les migraines peuvent-elles avoir des causes hormonales ?

Beaucoup de femmes souffrent, au moment des règles, de migraines qui les handicapent dans leur vie quotidienne. Les mécanismes intimes des migraines ne sont pas encore totalement élucidés, mais on sait que les facteurs hormonaux y jouent un rôle non négligeable et parfois prépondérant : en effet, les migraines touchent surtout les femmes, ne surviennent jamais avant la puberté et s'améliorent après la ménopause ; en outre, les grossesses représentent souvent dans la vie des migraineuses des parenthèses privilégiées. En ce qui concerne les migraines menstruelles, dites « migraines cataméniales », il semble que la chute des taux des hormones œstrogéniques puisse jouer un rôle dans leur survenue. La prise de petites doses d'œstrogènes à cette période du cycle peut parfois les éviter ou les atténuer sensiblement.

Quels sont les troubles du syndrome prémenstruel par ordre de fréquence ?

Humeur changeante, irritabilité, agressivité	47 %
Seins douloureux, tendus, gonflés	42 %
Mal au dos, aux reins	39 %
Mal au ventre	39 %
Mal aux ovaires	33 %
Fatigue	32 %
Prise de poids, gonflement, ballonnement	30 %
Mal aux jambes, jambes lourdes	24 %
Crises de larmes, état dépressif	23 %
Anxiété, nervosité	23 %
Maux de tête	22 %

(Source : International Health Foundation)

Quels sont les principaux signes psychologiques du SPM ?

Les modifications de l'humeur représentent de fréquentes manifestations du SPM. Cette variabilité peut s'exprimer de différentes façons. Le plus souvent, il s'agit d'une irritabilité, voire d'une agressivité, source de conflits avec l'entourage immédiat : le mari ou le compagnon qui est aux avant-postes, les enfants dont vous ne supportez plus la turbulence naturelle ou encore les collègues de travail... À l'opposé, ce peut être une certaine forme de lassitude, de déprime, de désespoir, avec l'envie de rester chez soi, dans son coin, tranquille ; les idées noires, voire suicidaires, ne sont pas rares.

Est-il normal d'être particulièrement sensible avant les règles ?

Avant les règles, une hyperémotivité, une hypersensibilité aux événements extérieurs, comme si vous ne tolériez plus aucun stress, est courante. Les crises de larmes, parfois sans aucune raison, sont aussi fréquentes : il ne faut pas en avoir honte, mais plutôt les considérer comme une façon d'évacuer votre tension nerveuse. Si la période prémenstruelle est parfois grise ou noire, l'époque de l'ovulation constitue souvent une période rose, le cycle menstruel jouant alors chez certaines femmes un véritable rôle « d'horoscope biologique ».

Existe-t-il un terrain psychologique propice à la survenue du SPM ?

On peut considérer le SPM comme la « caisse de résonance » du tempérament, de la personnalité et des conflits de chaque femme. La majorité des femmes négocient et dominent très bien ces fluctuations cycliques. Cependant, quand le SPM touche des femmes à la personnalité ou au psychisme fragile ou perturbé, il peut entraîner parfois des troubles psychologiques et comportementaux sérieux.

Quelles sont les causes du syndrome prémenstruel ?

Les mécanismes intimes du SPM ne sont pas encore totalement élucidés, même si l'on sait que les phénomènes hormonaux y participent de façon prépondérante. De nombreux facteurs complexes et intriqués entrent en jeu. La clé de l'énigme prémenstruelle nous sera probablement fournie un jour par l'étude des neurotransmetteurs, ces molécules qui véhiculent les ordres au niveau du cerveau et président à tous nos sentiments et comportements.

Quel rôle jouent les facteurs culturels, sociaux et psychologiques dans le SPM ?

Ils jouent un rôle évident qui doit toujours être pris en compte. L'intensité et l'évolution du SPM peuvent être modulées par les inévitables aléas et stress qui jalonnent la vie génitale et privée de chaque femme. Par le rythme trépidant qu'elles imposent aux femmes modernes, nos sociétés occidentales sont à l'origine de bien des stress et syndromes prémenstruels. Ainsi, il y a souvent rémission des symptômes psychologiques et même physiques pendant les périodes de vacances. Tous les conflits personnels, en particulier conjugaux ou professionnels, contribuent à alimenter et à accentuer les troubles psychologiques du SPM.

Quel rôle jouent les hormones ovariennes dans le SPM ?

Le déséquilibre hormonal entre les œstrogènes et la progestérone reste l'hypothèse la mieux étayée pour expliquer les troubles physiques congestifs, moins sensibles aux aléas de l'environnement que les altérations de l'humeur. En effet, un excès d'œstrogènes et une insuffisance ou une carence en progestérone aboutissent à un état de déséquilibre tendant à une rétention hydrosodée (de l'eau et du sel). En fin de cycle, les hormones chutent, les règles apparaissent et les troubles congestifs disparaissent.

Quels autres facteurs interviennent dans le SPM ?

D'autres facteurs ont été évoqués : la prolactine, les prostaglandines, des phénomènes allergiques, des modifications de la répartition de l'eau dans l'organisme, l'hypoglycémie, des déficits en vitamines (B6) et en sels minéraux (magnésium).

Comment garder le sourire, tout au long du mois ?
Ce que vous pouvez faire vous-même.

Comme la plupart des femmes, vous avez conscience qu'il se passe quelque chose en vous chaque mois. Voici quelques conseils pour vous aider à dominer et à maîtriser ces fluctuations cycliques.

- Apprenez à mieux vous connaître. Étudiez vos troubles : le meilleur moyen est la tenue d'un calendrier de vos symptômes pendant deux ou trois cycles. Notez-y les signes dont vous souffrez et leur intensité. Vous prendrez conscience de leur caractère passager, labile, et confirmerez leur nature cyclique, rythmée par les règles. Parlez-en à votre médecin, informez-vous. On domine mieux ce que l'on comprend.
- Limitez vos stress. Bien que ce ne soit pas toujours facile à réaliser, vous pouvez cependant aménager votre vie sociale en fonction du cycle et éviter les astreintes pénibles physiquement et psychologiquement avant les règles : tâches ménagères fatigantes, démarches difficiles, sorties ou déplacements non indispensables. Évacuez votre tension nerveuse par la relaxation, le yoga, ou tout simple-

ment en vous réservant un temps de repos au cours de la journée, au calme, sans aucun bruit, isolée. Un exercice physique modéré et régulier aura toujours des effets bénéfiques.

- Modifiez votre comportement alimentaire : la ration alimentaire doit être bien répartie dans la journée, en évitant les sucres à élimination rapide (sucreries, gâteaux, chocolat...), source de phénomènes hypoglycémiques. Limitez sel et excitants (café, tabac, alcool).

Comment expliquer le SPM à votre compagnon ?

Si vous souffrez de troubles psychologiques avant les règles, parlez-en aussi à votre entourage, à votre conjoint ou compagnon (le premier intéressé), afin qu'il prenne lui aussi conscience de votre problème. Le meilleur conseil que l'on puisse donner à un homme partageant l'existence d'une femme souffrant de SPM est qu'il respecte son besoin de tranquillité, voire d'isolement pendant cette période, et qu'il évite d'envenimer les conflits. Il doit faire preuve de patience et rester calme et serein.

Comment garder le sourire tout au long du mois ?
Ce que votre médecin peut faire.

Si les conseils énoncés ci-dessus ne suffisent pas, consultez votre médecin. Il a à sa disposition des traitements pouvant soulager vos troubles. D'une façon générale, on peut dire que l'on sera plus efficace sur les troubles congestifs que sur les troubles psychologiques, même si l'amélioration des symptômes physiques apporte souvent parallèlement une atténuation des signes psychologiques. Par ailleurs, comme l'intensité et la durée des symptômes varient suivant les mois, l'efficacité des traitements peut aussi varier d'un cycle à l'autre. Il faut trouver la solution appropriée à votre problème, qui restera toujours personnel.

Quel est l'intérêt des progestatifs dans le traitement des SPM ?

Les progestatifs sont des produits mimant les actions de la progestérone et destinés à combattre les effets des œstrogènes, principaux responsables des troubles congestifs. Leurs résultats sur les troubles physiques, comme la tension des seins, sont bons, voire excellents. On les prend sous forme de comprimés du seizième au vingt-cinquième jour du cycle et parfois dès le onzième jour. Votre médecin cherchera et trouvera avec vous le bon produit à la bonne dose suivant le bon protocole. Il faudra parfois changer de produit avant de trouver celui qui vous convient, car chaque femme présente un SPM particulier et réagit à sa façon aux thérapeutiques hormonales.

Quels sont les autres traitements des SPM ?

Les veinotoniques améliorent les troubles circulatoires au niveau des jambes et souvent les douleurs pelviennes et des seins qui ont une composante vasculaire. Ils peuvent apporter un certain confort.

D'autres traitements des SPM ont été proposés : la bromocryptine (produit antiprolactine), les antiprostaglandines.

Les médecines dites « douces », que l'on peut aussi appeler complémentaires, proposent presque toutes des thérapeutiques des troubles prémenstruels.

Les compléments nutritionnels sous forme de comprimés riches en vitamines et sels minéraux peuvent constituer un appoint et sont particulièrement employés dans les pays anglo-saxons où ils sont en vente libre dans tous les drugstores.

Que devient le SPM sous pilule ?

La pilule ne représente pas à proprement parler un traitement du SPM, mais elle l'améliore, voire le supprime souvent, surtout si l'on fait appel à une pilule à climat progestatif. Elle est donc intéressante si une contraception est souhaitée et qu'il n'y a pas de contre-indications à sa prise. À l'inverse, quand un SPM apparaît sous pilule, il convient d'en changer.

La puberté et l'adolescence

La puberté : physiologie intime

Comment se déclenchent les premières règles ?

À l'approche de la puberté, l'hypothalamus stimule davantage l'hypophyse qui va se mettre à sécréter de plus en plus d'hormones et celles-ci vont inonder, imprégner tout l'organisme. L'hormone de croissance va accélérer le développement de la taille. Aux alentours de douze ou treize ans, une hormone hypothalamique (LH-RH), sécrétée de façon rythmique, pulsatile, va entraîner la production par l'hypophyse des deux gonadotrophines FSH et LH qui vont donner l'ordre de mise en route des sécrétions hormonales ovariennes.

Sous l'influence des œstrogènes, les canaux sécrétoires des seins se développent, la paroi vaginale s'épaissit et le vagin devient humide. Au fur et à mesure que la production d'œstrogènes augmente, l'utérus grossit, l'endomètre s'épaissit. Les sécrétions hormonales adoptent un rythme cyclique, d'abord très irrégulier. Un jour, à la faveur d'une chute des taux hormonaux, l'endomètre desquame, se détache de la cavité utérine : ce sont les premières règles.

À quel âge surviennent les premières règles ?

Les premières règles constituent le signe le plus voyant de la puberté qui comporte plusieurs étapes. L'âge moyen de survenue des premières règles est de treize ans. Parfois, elles surviennent plus tôt (à onze voire dix ans), parfois plus tard (à quinze ou seize ans). Il existe une certaine prédisposition familiale à la survenue précoce ou tardive de la puberté.

À quel âge faut-il s'inquiéter si les premières règles ne sont pas apparues ?

Jusqu'à quinze ou même seize ans, il n'y a aucune inquiétude à avoir, surtout si les autres signes de la puberté, seins et pilosité, sont présents. Au-delà, si les règles ne sont pas encore apparues, on parle de retard pubertaire et il convient de consulter un médecin.

Quelles sont les autres modifications qui accompagnent les premières règles au moment de la puberté ?

La puberté débute par des transformations qui précèdent les premières règles. Ce sont d'abord les seins qui se modifient : dès l'âge de 9-10 ans, les mamelons pointent puis les seins et les aréoles vont se développer ; clairs au départ, mamelons et aréoles prennent par la suite une couleur foncée. Après la pousse des seins, les poils du pubis vont apparaître, suivis enfin de la pilosité axillaire, sous les bras, dernière étape avant la survenue des premières règles.

Est-il normal que les premiers cycles d'une jeune fille soient irréguliers ?

Dans les mois voire les premières années qui suivent la puberté, les cycles sont le plus souvent irréguliers, pouvant sauter quelques mois : cela n'est pas anormal et traduit habituellement une absence d'ovulation. Les règles sont alors souvent indolores ou peu douloureuses. L'apparition de cycles plus réguliers et des règles douloureuses traduisent plutôt des cycles ovulatoires.

Une jeune fille peut-elle mettre des tampons périodiques ?

L'hymen est une petite membrane très souple, en forme de corolle, qui encadre l'orifice vaginal et par laquelle s'écoule le sang des règles. Il permet le plus souvent le passage d'un doigt. Chez la jeune fille, même quand il est intact, l'hymen autorise habituellement la mise en place d'un tampon. La plupart des marques commercialisent des tailles très petites (« mini ») à cet effet. Si beaucoup d'adolescentes ne s'en servent pas, c'est plutôt par méconnaissance de leur corps, parce qu'elles n'y sont pas parvenues ou encore parce que, leur premier essai s'étant révélé douloureux, elles n'ont pas persévéré.

Pourquoi faut-il prévenir et préparer les jeunes filles ?

Autrefois, de nombreuses jeunes filles n'étaient pas prévenues de la survenue de leurs premières règles et la vivaient comme un événement honteux et traumatisant. Les mères qui ont connu ce genre d'expérience doivent absolument l'éviter à leurs filles. Dans cette période de métamorphose difficile, la mère reste l'interlocutrice de choix. À travers un dialogue privilégié et sans gêne avec sa fille, elle doit assumer son rôle d'informatrice et préparer la jeune fille à la survenue des premières règles qui devraient être vécues comme une étape positive. La lecture d'ouvrages d'information spécialisés pour adolescents peut constituer une aide intéressante. Les premières expériences sexuelles arrivent souvent rapidement et l'adolescente doit être informée, comme la femme qu'elle est désormais, sur son fonctionnement intime, la contraception et aussi sur la prévention des maladies sexuellement transmissibles.

Quelles sont les transformations physiques de la puberté et de l'adolescence et à quel âge surviennent-elles ?

9-10 ans	• Les os du bassin grandissent et prennent une forme féminine. • Les mamelons pointent.
10-11 ans	• Les mamelons et les aréoles se développent. • Les poils du pubis apparaissent.
11-13 ans	• Les seins grossissent. • Les organes génitaux externes et internes se développent. • Les sécrétions vaginales augmentent. • La pilosité axillaire apparaît. • **Survenue des premières règles.**
13-15 ans	• Les seins continuent de se développer. • Les mamelons et les aréoles prennent une couleur foncée. • Les règles sont irrégulières. • Une acné, avec des poussées prémenstruelles, est fréquente.
15-17 ans	• Les règles se régularisent. • Les graisses se déposent sur les hanches.
17-18 ans	• La croissance s'arrête.

LE COMPORTEMENT DE L'ADOLESCENTE

Pourquoi la période de la puberté représente-t-elle souvent un passage délicat ?

Passer de l'enfance à l'adolescence n'est pas une chose facile et l'événement le plus marquant de la puberté, les premières règles, constitue une étape délicate. Au moment de la puberté, la jeune fille quitte, bon gré mal gré, le monde de l'enfance.

Pourquoi l'adolescente est-elle souvent « difficile » ?

L'adolescente se transforme et doit accéder à une nouvelle identité psychologique, physique et sexuelle. Dans cette période charnière et fragile de l'existence, elle « se cherche », et tous les gens qui l'entourent (ses parents, sa famille, ses professeurs, ses amis), mais aussi les multiples sources d'information (journaux, radios, télévision, Internet...), peuvent jouer un rôle sur son comportement. Les adolescents rejettent souvent l'autorité des parents et n'apprécient guère leurs critiques, ni même leurs conseils. Ceux-ci se plaignent du manque de respect, de l'agressivité des adolescents, sans toujours bien percevoir les profondes modifications physiques et psychologiques qui les bouleversent.

Dans cette période de vulnérabilité, l'adolescente s'avère souvent irritable, instable, « difficile », disent ses parents : ce n'est que l'expression de ses bouleversements intimes, de ses conflits et frustrations intérieurs.

L'adolescence est également une période de découvertes, d'essais, de défis. On « essaie » pour voir ce que cela donne, pour faire comme les autres, comme les grands. C'est ainsi, malheureusement, que de nombreuses jeunes filles se mettent à fumer.

Quelles émotions éprouve l'adolescente ?

L'adolescente a besoin de compréhension et d'amour ; elle a besoin de se confier, de parler à un proche. La mère peut parfois jouer ce rôle, mais souvent la jeune fille a une amie privilégiée avec laquelle elle palabre pendant des heures.

C'est aussi l'âge du journal intime dans lequel elle consigne soigneusement ses joies, ses peines, ses émotions.

Son intérêt pour l'homme, pas encore pour *les* hommes, se dessine. La jeune fille tombe facilement amoureuse : d'un chanteur, d'un acteur, d'un professeur… Un certain désir de séduction se manifeste par le maquillage, l'achat de bijoux, une plus grande attention portée aux vêtements… Prélude aux véritables relations sexuelles, la masturbation éveille le corps au plaisir.

Pourquoi une jeune fille n'est-elle jamais satisfaite de son aspect physique ?

Très pudique, la jeune fille est rarement satisfaite de son aspect physique. Elle concentre souvent ses complexes sur une partie de son corps et réclame parfois une chirurgie esthétique, pour réduire le volume de ses seins par exemple. Sauf en cas de disgrâce physique patente, il faut savoir être prudent et patient devant une telle demande chez une adolescente, car elle n'exprime rien d'autre qu'un sentiment de « mal-être » qui va s'estomper avec le temps. Ce genre de réactions n'est pas rare avec les jeunes filles dont la morphologie s'est transformée très rapidement, adoptant des formes arrondies généreuses, et qui se sentent encore mal à l'aise dans un corps de femme.

Quels sont les problèmes posés par l'alimentation chez les jeunes filles ?

Influencées, opprimées par la mode, la publicité et les magazines, toutes les jeunes femmes désirent être, rester ou devenir minces et suivent un ou des régimes, tout au long de l'année ou à l'approche des vacances. Dans un cas extrême et particulier, la jeune fille refuse de s'alimenter, son poids diminue jusqu'à la maigreur, ses règles s'arrêtent : c'est l'anorexie mentale qui requiert une prise en charge médicale et psychothérapique. Les relations avec la jeune fille anorexique sont difficiles et ce trouble ne doit jamais être pris à la légère.

À l'inverse, les boulimies, en particulier de sucreries (bonbons, chocolat…), contribuent à aggraver la prise de poids, déjà importante, de nombreuses adolescentes. Déformant leur image corporelle, ces kilos superflus contribuent à alimenter leurs conflits psychologiques, eux-mêmes générateurs de boulimies. L'assistance d'un médecin nutritionniste ayant un bon contact avec la jeune fille aidera le plus souvent celle-ci à retrouver un équilibre alimentaire et personnel.

L'AMOUR LA PREMIÈRE FOIS

Dans quel état d'esprit se passe l'amour la première fois ?

Quand une jeune fille est amoureuse, tout peut arriver. Après la découverte de son corps, de sa sexualité et de son pouvoir de séduction, à travers les expériences solitaires et le flirt, la jeune fille amoureuse finit par céder à un partenaire masculin au désir plus impérieux. C'est en général ainsi que cela se passe, même si certaines « cèdent » plus volontiers que d'autres.

En effet, le jeune homme considère souvent le rapport sexuel comme un but ; c'est une source de plaisir physique intense qui lui permet d'affirmer sa virilité. La jeune fille amoureuse considère plutôt les premières relations sexuelles comme un moyen d'enrichir la relation affective avec un partenaire aimé qu'elle peut craindre de décevoir ou de perdre en se refusant. Comme en témoignent les différentes enquêtes sur la sexualité des adolescents, la jeune fille est romantique et amoureuse de son premier partenaire. Si les jeunes filles portent des jeans, elles ont des crinolines dans la tête.

Le premier rapport est-il habituellement satisfaisant ?

Il est assez rare que le premier rapport sexuel soit satisfaisant pour la jeune fille. Trop de facteurs s'y opposent : la peur de l'inconnu, la peur d'avoir mal et de saigner, l'éducation qui souvent condamne la masturbation, le plaisir, la sexualité, l'ignorance du déroulement d'un rapport, la méconnaissance de l'anatomie et du « fonctionnement » du partenaire masculin.

Quel rôle joue le partenaire dans l'amour la première fois ?

La qualité de la première relation sexuelle dépend beaucoup du partenaire. Si les deux protagonistes sont novices en la matière, ils auront tout à découvrir. Si le partenaire est expérimenté, patient, doux et soucieux des émotions de la jeune fille, la première fois peut être agréable, même si l'absence d'orgasme est habituelle. La jeune fille ne doit pas être inquiète ou déçue si les premières relations sexuelles ne lui procurent pas de plaisir : la route vers l'épanouissement sexuel peut être longue, mais elle y parviendra par une meilleure connaissance de son corps, de celui de l'autre et par l'enrichissement de ses relations affectives. Tout cela demande du temps et un itinéraire souvent long et parfois semé d'embûches.

La contraception de l'adolescente

Quand une jeune fille réclame une contraception, faut-il consulter ?

Oui, il faut consulter et vite. Les parents devraient savoir (les gynécologues le savent) que lorsqu'une jeune fille est amoureuse, tout peut arriver… Son comportement devient parfois imprévisible, plus émotionnel que rationnel, et il faut donc la protéger. Toute remontrance ou discours moralisateur sont illusoires. Lorsqu'une jeune fille a décidé d'avoir des relations sexuelles, rien ni personne ne pourra l'en empêcher. Il faut donc « gérer » la situation en tenant compte de ce postulat. Il y a chaque année un grand nombre d'IVG chez les jeunes femmes mineures, il faut tout faire pour leur épargner de commencer leur vie affective et sexuelle par cette pénible expérience.

Quelles sont les meilleures méthodes de contraception chez la jeune fille ?

Toutes les méthodes de contraception peuvent théoriquement être envisagées chez une adolescente. La jeune fille a besoin d'une contraception fiable. La pilule représente probablement la meilleure solution et, d'ailleurs, elle est de loin la plus employée par les jeunes filles. Elle permet en outre de supprimer les douleurs des règles et souvent d'améliorer la qualité de la peau et de traiter l'acné.

La majorité des adolescentes fumant, le médecin recommandera alors d'arrêter le tabac en prenant la pilule. On sait en effet que l'association tabac + pilule majore considérablement le risque vasculaire. Il existe des traitements pour vous aider à arrêter de fumer.

Faut-il toujours conseiller l'emploi de préservatifs ?

Les préservatifs sont le seul moyen de protection contre les maladies sexuellement transmissibles. Ils peuvent assurer la contraception, mais peuvent aussi être associés à la pilule, en particulier en cas de partenaire mal identifié, à la fidélité douteuse ou au début d'une relation de couple.

Votre fille de 16 ans vous demande de l'emmener voir votre gynécologue car elle veut prendre la pilule. Vous trouvez que c'est beaucoup trop jeune. Que faire ?

Personne ne peut dire s'il y a un âge « normal » ou trop jeune ou trop vieux pour débuter des relations sexuelles : chaque cas est particulier. Même si votre émotion de mère est compréhensible, il est prudent de consulter rapidement un médecin quand une jeune fille réclame la pilule. Il faut la protéger. Votre fille est probablement très amoureuse et dès lors, son comportement peut être guidé plus par ses émotions que par sa raison. Le fait de vous en parler est un témoignage de confiance et d'une bonne relation mère-fille qu'il serait dommage de détériorer. Vous pouvez donc l'accompagner chez votre médecin traitant ou votre gynécologue, votre présence la sécurisera. Celui-ci ou celle-ci pourra lui donner des informations et prescrire des examens de laboratoire et une première contraception qu'elle commencera si ses projets se concrétisent, ce qui n'est pas toujours le cas.

Quel est l'âge moyen des premiers rapports chez les filles en France ?

17,6 ans est l'âge moyen du premier rapport sexuel chez les filles d'après la dernière enquête de l'INSERM, de l'INED et de l'ANRS. Mais 3 % des jeunes filles ont leur premier rapport avant l'âge de 15 ans et 9 % avant l'âge de 16 ans.

Est-ce qu'une jeune fille doit consulter un gynécologue ?

Dans la plupart des cas, la puberté et les premiers cycles se passent sans problème et il n'est pas nécessaire de consulter. D'ailleurs, habituellement, la jeune fille n'y tient pas du tout. Si l'irrégularité des cycles devient gênante, si les règles sont hémorragiques, traînantes ou encore très douloureuses, contraignant à manquer le lycée, il est sage de consulter un médecin. Quand ce n'est pas indispensable, le praticien n'imposera pas un examen gynécologique à une fille réticente. Il est plus important de nouer une bonne relation avec elle. Il pourra ainsi lui donner des informations sur son anatomie, sa physiologie et surtout la rassurer. Dans tous les cas, la tenue d'un calendrier des cycles permettant de contrôler leur régularité constitue une sage discipline.

Qui consulter ?

Le choix du gynécologue, homme ou femme, doit être approuvé par la jeune fille. Celle-ci a son caractère, ses idées, son tempérament et on ne lui fait pas faire ce que l'on veut ! Les parents le savent bien. Une bonne solution consiste à proposer le ou la gynécologue de la mère. Dans ce cas, la jeune fille peut, une fois auparavant, accompagner sa mère en consultation. Elle se familiarisera ainsi avec le cabinet médical et le médecin. Quand le moment sera venu de consulter, elle n'ira pas vers l'inconnu.

Une mère doit-elle accompagner sa fille lors de la consultation de gynécologie ?

La plupart du temps, les mères accompagnent leurs filles lors de leur première consultation de gynécologie. Quand il s'agit d'un problème médical chez une jeune fille, la présence de la mère est d'ailleurs la règle. Quand il s'agit d'une consultation pour contraception, le problème s'avère plus complexe, et mère et fille doivent en parler auparavant. La mère ne doit ni imposer ni refuser sa présence à la jeune fille. La présence sécurise l'adolescente qui y tient souvent, surtout la première fois.

À l'inverse, la présence de la mère tout au long de la consultation et de l'examen peut empêcher certaines confidences. Une excellente solution intermédiaire consiste à accompagner la jeune fille à la consultation et à venir à la fin de l'examen, au moment où le médecin donne des explications et fait part de ses conclusions.

Une jeune fille peut-elle consulter seule et obtenir la pilule sans l'autorisation de ses parents ?

Oui, la prescription et la délivrance de la contraception aux mineures sont autorisées. Par ailleurs, le médecin est tenu au secret professionnel avec les mineures comme avec les autres patients. Il ne peut et ne doit pas révéler à la mère les confidences de la fille. Les mères doivent le savoir et le comprendre.

La ménopause

Qu'est-ce que la ménopause ?

Que signifie le terme ménopause ?

Étymologiquement, le terme ménopause signifie « arrêt des règles ». En réalité, ce signe objectif n'en constitue qu'une des multiples facettes : la ménopause provoque en effet de nombreuses transformations hormonales et physiques. Elle soulève en outre bien d'autres problèmes non médicaux, en particulier socioculturels. Aujourd'hui, arrivées à la ménopause, les femmes peuvent bénéficier de traitements efficaces leur permettant de préserver leur qualité de vie physique, psychologique, sexuelle et sociale.

Combien de femmes sont concernées par la ménopause en France ?

Il y a en France onze millions de femmes ménopausées. Si on y ajoute les deux millions et demi qui sont en préménopause, on peut considérer que treize à quatorze millions de Françaises sont concernées, ce qui fait de la ménopause un problème médicosocial majeur.

Quelle est l'espérance de vie après la ménopause ?

Depuis le début de ce siècle, l'espérance de vie s'est considérablement accrue et avoisine quatre-vingt-cinq ans chez la femme. Aujourd'hui, vous pouvez donc espérer vivre près de trente-cinq années au-delà de la ménopause, c'est-à-dire presque aussi longtemps que la période d'activité ovarienne.

Quelles sont les influences de la société sur les troubles de la ménopause ?

La ménopause constitue une période difficile, caractérisée par la survenue simultanée de multiples problèmes : d'abord des troubles physiques et psychologiques, installant une femme dans une situation d'inconfort plus ou moins permanent, mais aussi des modifications de son environnement familial, toujours mal vécues. Une femme peut ainsi avoir l'impression que « tout lui tombe dessus en même temps ». Arrivée à la cinquantaine, elle voit ses enfants devenir adultes, quitter la maison et aller vivre leur vie, parfois très loin. Elle pourra alors ressentir un sentiment angoissant d'inutilité et se sentir dévalorisée, surtout si elle n'a pas d'activité professionnelle et s'est uniquement et totalement investie dans l'éducation de ses enfants. Les auteurs anglo-saxons qui ont bien étudié ces changements familiaux et leurs incidences appellent les troubles psychologiques de la ménopause *the empty nest syndrom,* le syndrome du « nid vide ». La cinquantaine est aussi souvent l'âge où les parents sont malades ou décèdent, où l'on perd parfois déjà un frère ou une sœur, où le conjoint peut être en préretraite.

Notre société occidentale n'est guère indulgente envers les femmes qui vieillissent ; tous les médias les incitent d'ailleurs à rester jeunes, belles et minces. Les modifications physiques et esthétiques de la cinquantaine contribuent largement au mauvais vécu de la ménopause. C'est dans cette société peu compréhensive avec elle qu'une femme de cinquante ans devra aborder de front des perturbations hormonales majeures et des modifications souvent radicales de son environnement familial. Elle vivra sa ménopause non seulement avec son corps mais aussi avec son cœur.

Quels sont les mécanismes qui entraînent la ménopause ?

En vieillissant, les ovaires réagissent de moins en moins bien aux messages de l'étage supérieur de commande (hypothalamus et hypophyse). Celui-ci sécrète alors davantage de gonadotrophines hypophysaires (FSH et LH), que l'on peut doser dans le sang et dont l'augmentation annonce la survenue de la ménopause. Les ovaires finissent par ne plus répondre du tout aux ordres, entraînant un fonctionnement anarchique du centre de commande hypothalamique. Les sécrétions ovariennes se tarissent, les règles s'arrêtent : c'est la ménopause qui clôture la vie génitale féminine, commencée près de quarante années plus tôt, à la puberté.

À quel âge survient la ménopause ?

En France, l'âge moyen de survenue de la ménopause se situe entre 50 et 51 ans. 80 % des Françaises sont ménopausées entre quarante-cinq et cinquante-cinq ans, 10 % avant quarante-cinq ans et 10 % après cinquante-cinq ans.

Qu'est-ce qui peut influencer l'âge de survenue de la ménopause ?

L'âge des premières règles n'influence pas l'âge de la ménopause. De même, si vous avez eu des enfants ou si vous avez pris la pilule pendant très longtemps, l'âge de survenue de votre ménopause ne sera pas modifié. Cet âge est programmé pour chaque femme et il n'est pas possible de le prévoir. Il existe cependant des familles à ménopause précoce et des familles à ménopause tardive, mais on peut voir d'importantes différences entre une mère et sa fille ou entre deux sœurs. Le seul facteur qui peut influencer l'âge de la ménopause est le tabagisme : les femmes qui fument beaucoup et depuis longtemps seront ménopausées une ou deux années plus tôt.

Qu'est-ce que la préménopause ?

Dans presque tous les cas, une femme ne passe pas des cycles réguliers à la ménopause du jour au lendemain. Il existe habituellement entre l'activité ovarienne régulière et la ménopause une période intermédiaire de transition appelée « préménopause » ou « périménopause ».

Combien de temps dure la préménopause ?

La durée de cette période d'anarchie hormonale est très variable : de quelques mois à sept ans, avec une moyenne de trois ans entre le premier dérèglement des cycles et l'arrêt définitif des règles.

Quels sont les signes de la préménopause ?

La préménopause se traduit par des cycles de plus en plus irréguliers et de plus en plus longs : plus on s'approche de la ménopause, plus les cycles s'allongent avec des périodes sans règles pouvant aller jusqu'à plusieurs mois. La durée et l'abondance des règles peuvent aussi varier d'un cycle à l'autre. L'irrégularité menstruelle de la préménopause s'accompagne habituellement de l'apparition des premières bouffées de chaleur. La préménopause est une période troublée souvent pénible à vivre et assez délicate à traiter.

La préménopause peut-elle entraîner des troubles de l'humeur ?

La période de préménopause est très souvent la période la plus inconfortable à vivre car elle constitue une sorte de « syndrome prémenstruel permanent ». En fonction des fluctuations hormonales anarchiques habituelles à cette période, humeur et caractère peuvent aussi varier rapidement d'un jour à l'autre, le meilleur alternant avec le pire. Des phases d'énervement et d'excitation succèdent à des périodes de déprime et de lassitude. L'entourage subit ces modifications apparemment incompréhensibles du comportement et ne réagit pas toujours très bien.

Les troubles de la ménopause

Qu'est-ce qu'une bouffée de chaleur ?

Trouble le plus connu et le plus caractéristique de la ménopause, la bouffée de chaleur se traduit par une sensation de chaleur intense touchant la face, le cou, le thorax. Elle dure de trente secondes à deux minutes et s'achève le plus souvent par des sueurs froides, plus ou moins abondantes. Imprévisible et irrépressible, elle peut parfois être déclenchée par un stress, une émotion ou la simple consultation médicale. Bouffées et sueurs sont volontiers nocturnes.

Leur nombre et leur intensité varient considérablement d'une femme à l'autre et parfois chez la même femme au cours du temps. Si certaines femmes n'en présentent qu'une ou deux par jour, leur fréquence peut être telle (jusqu'à quinze ou vingt par jour et par nuit), qu'elles peuvent constituer une gêne considérable et un véritable handicap professionnel. Certaines femmes doivent parfois changer leurs draps ou prendre une douche durant la nuit à cause des sueurs qui peuvent aussi faire fondre le maquillage ! La nuit, les bouffées s'accompagnent de réveils et sont source d'insomnies épuisantes.

Les bouffées de chaleur sont-elles fréquentes et combien de temps durent-elles ?

Les bouffées de chaleur et les sueurs débutent trois fois sur quatre dès la préménopause quand les cycles deviennent irréguliers. Ces troubles dits « vasomoteurs » concernent 75 % des femmes. Dans 50 % des cas, les bouffées durent plus de cinq ans et même plus de dix ans une fois sur quatre. Il n'est pas rare de rencontrer des femmes de soixante-cinq ans et plus encore (très) gênées par leurs bouffées de chaleur.

Pourquoi des bouffées de chaleur surviennent à la ménopause ?

Dans la même région de l'hypothalamus se trouvent, côte à côte, le centre de commande de la fonction ovarienne et le centre de la thermorégulation destiné à contrôler la température de votre corps. Quand arrive la ménopause, le centre hypothalamique se dérègle et fonctionne de façon anarchique ; il entraîne alors dans son dérèglement, par voisinage, le centre de thermorégulation, déclenchant ainsi les fameuses bouffées de chaleur. L'équilibre des neurotransmetteurs cérébraux à ce niveau est complètement perturbé.

Quels sont les traitements efficaces contre les bouffées de chaleur ?

Le traitement hormonal substitutif (THS) de la ménopause supprime les bouffées de chaleur dans la très grande majorité des cas et arrive à bout des bouffées de chaleur les plus intenses et les plus nombreuses.

Des traitements non hormonaux peuvent être employés séparément ou associés au traitement hormonal mais leur efficacité est beaucoup plus inconstante et moindre que celle du THS.

La ménopause peut-elle entraîner des troubles de l'humeur ?

À la ménopause peuvent survenir des altérations de l'humeur et du comportement, majorées ou atténuées par la qualité de l'environnement conjugal, familial et socioprofessionnel. Pour les femmes au terrain psychique déjà fragile ou qui ont déjà fait une dépression, les perturbations hormonales de la ménopause peuvent constituer une épreuve redoutable, pouvant déstabiliser un équilibre psychologique déjà précaire. Une fatigue, une lassitude physique accompagnent souvent les troubles psychologiques de la ménopause : « Dès le réveil, je suis fatiguée », « Je n'ai plus goût à rien », « Je n'ai envie de rien entreprendre », entend-on souvent. Parfois, les troubles de l'humeur peuvent se traduire par une irritabilité voire une agressivité.

Les traitements hormonaux peuvent-ils améliorer les troubles de l'humeur ?

Les traitements de rééquilibration hormonale peuvent apporter une certaine réponse à ces troubles de l'humeur, si toutefois ces derniers ne peuvent être expliqués par des problèmes personnels conjugaux, familiaux et/ou socioprofessionnels. On ne peut pas demander aux traitements hormonaux de résoudre un problème personnel et un THS ne peut jamais remplacer un traitement antidépresseur quand existe une vraie dépression.

Que deviennent le poids et la silhouette à la ménopause ?

Avec ou sans traitement hormonal, la décennie de tous les dangers pour le poids et la silhouette se situe entre quarante-cinq et cinquante-cinq ans, c'est-à-dire les années qui encadrent l'arrêt des règles.

La silhouette a tendance à s'alourdir au niveau de la taille, lieu d'élection des kilos supplémentaires. En préménopause, l'excès d'œstrogènes peut entraîner en outre une certaine rétention d'eau et instaurer une sensation très désagréable de gonflement plus ou moins permanent.

Comment prévenir les modifications du poids et de la silhouette à la ménopause ?

Dès l'âge de quarante ans, vous devez être avertie et consciente de la forte probabilité de changement de poids et de silhouette afin de prendre des mesures, souvent drastiques, d'hygiène de vie et alimentaires nécessaires pour les combattre ou mieux, les prévenir car la localisation abdominale des graisses est rebelle.

Toutes les femmes peuvent donc bénéficier de conseils visant à éviter les erreurs et les excès alimentaires, limiter et équilibrer les apports (en particulier les graisses et les sucres), mieux répartir la ration sur les trois repas, assurer la diète calcique, lutter contre la sédentarité, favoriser un exercice physique régulier, augmenter la masse musculaire. Pour certaines, l'aide d'un nutritionniste sera précieuse car le combat est souvent difficile et il existe une certaine inégalité devant la nourriture et la prise de poids.

Les traitements hormonaux entraînent-ils une prise de poids ?

Des études sérieuses montrent qu'un THS, bien dosé, n'entraîne pas de prise de poids et peut même limiter l'alourdissement de la silhouette dû à la migration des graisses vers le tour de taille à la ménopause.

La sexualité à la ménopause et ses difficultés

Comment le couple vit-il la ménopause ?

Une sexualité épanouie peut se poursuivre bien au-delà de l'âge de la ménopause, qui ne sonne nullement l'heure de la retraite sexuelle. La très grande majorité des femmes continuent d'avoir après la ménopause une activité sexuelle satisfaisante. La fréquence des relations sexuelles est très variable d'un couple à l'autre et il n'y a pas de norme universelle dans ce domaine. La vie affective et sexuelle, en général et à la cinquantaine en particulier, est autant l'affaire de l'esprit que celle du corps.

Que devient la sexualité après la ménopause ?

La vie sexuelle après la ménopause va dépendre beaucoup de la qualité des relations sexuelles et affectives antérieures au sein du couple. L'entente est-elle bonne ? La vie sexuelle a-t-elle toujours été riche et satisfaisante ou au contraire y a-t-il, parfois depuis longtemps déjà, un contentieux, une mésentente, ou encore une certaine usure du couple ? Quand la sexualité a toujours été terne, sans agrément, à sens unique et l'entente médiocre, il est peu probable qu'elle s'améliore après la ménopause. Quand les rapports amoureux et affectifs ont été une source de satisfaction et ont su évoluer et s'enrichir avec le temps, il sera certainement possible de les entretenir très longtemps après la ménopause.

Pourquoi une sécheresse vaginale s'installe à la ménopause ?

Même s'il y a une bonne entente au sein du couple, certains problèmes physiques peuvent devenir des obstacles aux relations sexuelles après la ménopause. Le plus important et le plus fréquent est local, mécanique : c'est la sécheresse vaginale.

En effet, il existe dans le vagin des récepteurs aux hormones ovariennes. Chez une femme en période d'activité ovarienne, les œstrogènes permettent le maintien d'une certaine humidité, de la souplesse et de la trophicité du vagin. Après la ménopause, les sécrétions œstrogéniques ovariennes se tarissent, le vagin perd sa souplesse et devient sec. Au début, la sécheresse va prédominer à l'orifice d'entrée du vagin et gêner ainsi les relations sexuelles au moment de la pénétration.

Que se passe-t-il si on ne traite pas la sécheresse vaginale ?

Si on la laisse persister, la sécheresse vaginale va gagner l'ensemble du vagin, lequel aura tendance par la suite à devenir plus étroit, à s'atrophier. Là encore, c'est l'entrée du vagin qui va d'abord se rétrécir, finissant par interdire la pénétration : c'est de cette triste façon que s'achève la vie sexuelle de beaucoup de couple.

La sécheresse vaginale apparaît-elle dès la ménopause ?

Le délai avec lequel s'installe la sécheresse vaginale après la ménopause varie beaucoup d'une femme à l'autre. Parfois, il suffit de quelques mois pour que les rapports sexuels deviennent pénibles. À l'inverse, la trophicité vaginale peut rester satisfaisante plusieurs années après la ménopause.

Les relations sexuelles influencent-elles la sécheresse vaginale ?

Des relations sexuelles régulières contribuent à maintenir la perméabilité et la souplesse du vagin ; cependant les femmes gênées par des rapports douloureux auront tendance à les éviter ou à les espacer et donc à s'enfoncer un peu plus dans leur problème.

La sécheresse vaginale peut-elle toujours être traitée ?

Il faut absolument savoir que quel que soit le stade d'évolution de la sécheresse vaginale, il est toujours possible de revenir en arrière et de retrouver la possibilité de rapports sexuels non douloureux et agréables. Cette possibilité dépend de votre motivation et de votre persévérance.

Quels sont les traitements de la sécheresse vaginale à la ménopause ?

Le traitement repose sur l'utilisation de traitements hormonaux locaux ou généraux, ou mieux encore sur la judicieuse combinaison de ces deux formules thérapeutiques. Le traitement local consiste à appliquer régulièrement, deux ou trois soirs par semaine (parfois plus souvent, en fonction de l'état local), une crème aux œstrogènes à l'entrée du vagin, ainsi qu'à introduire des ovules aux œstrogènes au fond de la cavité vaginale. C'est assez contraignant, mais la sauvegarde de votre vie sexuelle est à ce prix. Les femmes motivées par une sexualité qui leur a toujours apporté des satisfactions suivent très bien ces traitements locaux. D'autres, peu (ou même pas du tout…) motivées et qui parfois se servent de la sécheresse des muqueuses comme d'un « alibi » pour espacer les relations sexuelles, ne les suivent pas, ou mal, et finissent par les abandonner plus ou moins rapidement.

La chronologie des rapports sexuels change-t-elle après la ménopause ? Un lubrifiant peut-il être utilisé lors des rapports ?

À la ménopause, la chronologie des rapports change : la lubrification vaginale est moins abondante et plus lente à se manifester, l'accès au plaisir est plus inconstant et plus laborieux, une phase préliminaire plus longue peut être nécessaire. À côté du problème majeur que constitue la sécheresse vaginale et qui peut être résolu par une thérapeutique hormonale locale et/ou générale au long cours, peut donc se poser un problème de lubrification au moment du rapport lui-même. L'emploi d'un lubrifiant (il en existe plusieurs marques en vente libre en pharmacie) peut alors être très utile.

D'une façon générale, pour la femme comme pour l'homme, pour qu'une relation sexuelle soit satisfaisante, il convient de ne l'entreprendre que lorsque le corps et l'esprit sont détendus et disponibles, réceptifs, ouverts au plaisir.

Que devient la libido à la ménopause ?

Si certaines femmes connaissent une augmentation du désir sexuel après la ménopause (mais elles ne s'en plaignent pas...), la plainte la plus fréquente est une diminution de ce désir. Cette altération, voire cette disparition de l'appétit sexuel est très complexe car la libido est une qualité très personnelle, modulée par de multiples facteurs : éducation, vécu, tempérament, climat conjugal, problèmes hormonaux... Beaucoup de femmes incriminent l'attitude de leur compagnon dans leur baisse de libido : pour désirer, une femme doit se sentir elle-même désirable et désirée.

Les traitements hormonaux améliorent-ils la libido ?

La médecine, grâce à l'hormonothérapie, peut contribuer à améliorer une libido déficiente, mais elle connaît certaines limites. En effet, la vie sexuelle après la ménopause dépend pour beaucoup de ce qu'elle a été auparavant et une femme qui n'a jamais été intéressée par la sexualité a peu de chances de l'améliorer au-delà de la cinquantaine. À l'inverse, celle qui a toujours entretenu une sexualité satisfaisante, et s'y est investie, a toutes les chances de la préserver, avec une aide médicale si nécessaire, bien au-delà de sa ménopause.

Les traitements hormonaux ont-ils un intérêt en cas de problèmes psychologiques ?

Il faut bien avoir conscience qu'il n'y a pas de solution hormonale à un problème personnel, un contentieux conjugal ou encore un désintérêt souvent ancien pour une sexualité sans agrément et frustrante. Mieux vaut en parler et tenter de réanimer dialogue et communication au sein du couple.

Quel est l'intérêt du patch à la testostérone ?

En cas de ménopause chirurgicale, une baisse des androgènes est associée à la carence œstrogénique et peut contribuer à une diminution de la libido, diminution pas toujours suffisamment restaurée par le seul traitement hormonal œstrogénique. Dans ces cas particuliers, un traitement par patchs à la testostérone peut représenter un intérêt en complément des œstrogènes.

Quelles sont les difficultés sexuelles rencontrées par les hommes après cinquante ans ?

L'homme de cinquante ans et plus connaît souvent, comme sa compagne du même âge, une diminution du désir sexuel, même si le phénomène est plus étalé dans le temps. Parallèlement, un certain fléchissement de la puissance sexuelle est très fréquent. L'érection ne peut plus être maintenue aussi longtemps et s'avère moins « rigide ». Après l'éjaculation, le retour de la verge à l'état flaccide demeure durable, interdisant les rapports répétés. Il existe des traitements médicamenteux qui améliorent l'érection en augmentant le flux sanguin au niveau du pénis.

Quand un homme de cinquante ans a des problèmes sexuels, en général d'érection, le médecin recherche une cause : diabète, troubles cardiovasculaires (en particulier certains traitements pour la tension artérielle...) et donne des conseils d'hygiène de vie qui consistent à lutter contre toutes les formes d'excès, notamment sur le plan alimentaire. L'homme qui a des problèmes sexuels a besoin d'être rassuré : l'attitude compréhensive et coopérative de sa compagne jouera un rôle déterminant dans l'amélioration de son problème.

L'OSTÉOPOROSE

Qu'est-ce que l'ostéoporose ?

L'ostéoporose se définit par une importante déminéralisation des os pouvant entraîner des fractures. L'ostéoporose post-ménopausique touche environ une femme sur quatre et représente la principale complication à long terme de la ménopause.

Quels sont les mécanismes de l'ostéoporose ?

L'os est un tissu vivant en perpétuel remodelage avec des phénomènes de résorption et de formation. Nous constituons notre masse osseuse jusqu'à l'âge de vingt à vingt-cinq ans, puis ce capital osseux demeure à peu près le même jusqu'à quarante ans environ. Ensuite, les hommes comme les femmes, nous perdons tous régulièrement de l'os jusqu'à la fin de notre existence : notre capital osseux s'amenuise.

Mais l'ostéoporose est une maladie qui touche surtout les femmes, pour deux raisons : d'une part, la masse osseuse de la femme est, à l'âge adulte, inférieure à celle de l'homme, d'autre part la perte osseuse s'accélère de façon considérable dans les années qui suivent la ménopause. Par ailleurs, les femmes vivent plus longtemps que les hommes et la longévité est le principal facteur de risque d'ostéoporose.

Quelles sont les conséquences de l'ostéoporose ?

Quand la masse osseuse a beaucoup diminué, elle peut entraîner des fractures des vertèbres, du poignet et plus tard du fémur : on peut alors parler d'ostéoporose.

La première fracture est le plus souvent le tassement d'une vertèbre lombaire, survenant vers l'âge de soixante-cinq ans. Ultérieurement, d'autres tassements vertébraux peuvent survenir et accroître douleurs et handicaps. De même, les fractures du poignet sont six fois plus fréquentes chez la femme que chez l'homme à soixante ans. Quant à la fracture du col du fémur, elle survient, en général, beaucoup plus tard, au-delà de quatre-vingts ans.

Quelles sont les femmes à risque d'ostéoporose ?

Toutes les femmes ne développeront pas une ostéoporose post-ménopausique. Il est donc particulièrement intéressant de savoir, parmi les femmes de cinquante ans, quelles sont celles qui risquent d'être victimes d'un tassement vertébral dix ou quinze années plus tard. On pourra leur proposer de façon préférentielle une stratégie de prévention, un traitement.

En se basant sur des études épidémiologiques, on a essayé de déterminer les facteurs de risque d'ostéoporose. Outre l'âge et la densité minérale osseuse basse, les principaux facteurs de risque osseux sont une première fracture (ou un tassement vertébral) après un traumatisme mineur, un antécédent familial de fracture du col, une corticothérapie au long cours, une consommation d'alcool régulière, un tabagisme, une polyarthrite rhumatoïde, une minceur avec un indice de masse corporelle (le poids divisé par la taille au carré) inférieur à 20.

Qu'est-ce que l'ostéodensitométrie ?

L'évaluation de la densité osseuse est primordiale pour déterminer quelles sont les femmes à risque d'ostéoporose. Un examen, l'ostéodensitométrie, permet d'évaluer la densité osseuse. Il s'agit d'un examen indolore, utilisant de très faibles doses de rayons X, qui mesure la densité osseuse au niveau des vertèbres lombaires, du poignet et du fémur. Dans la plupart des cas, il est pris en charge par l'assurance-maladie.

Peut-on prévenir l'ostéoporose post-ménopausique par le THS ?

Quand on a mis en évidence un risque d'ostéoporose (en particulier par une mesure de la densité minérale osseuse et l'évaluation des facteurs de risque), le THS occupe une place essentielle dans la prévention de la perte osseuse post-ménopausique chez les femmes entre cinquante et soixante ans, présentant des troubles climatériques, en particulier des bouffées de chaleur.

Quels sont les autres traitements de prévention de l'ostéoporose ?

Il existe aussi des traitements à visée exclusivement osseuse, en particulier les SERM, les bisphosphonates et le ranélate de strontium. Ces produits sont efficaces sur l'os, mais ils ne traitent pas les troubles climatériques. Ils sont plutôt employés chez les femmes après soixante ou soixante-cinq ans, parfois en relais d'un THS.

Quels rôles jouent l'alimentation et l'exercice physique dans la prévention de la perte osseuse ?

D'autres moyens de prévention complémentaires existent : ce sont une alimentation riche en calcium, un apport suffisant en vitamine D qui favorise l'absorption et la fixation du calcium, la pratique d'un exercice physique régulier.

L'apport alimentaire en calcium à la cinquantaine est souvent insuffisant alors même que les besoins augmentent. Un régime alimentaire riche en calcium est donc conseillé : laitages, fromages (comté, emmental, cantal...), yaourts et fromages blancs (certains sont judicieusement enrichis en calcium et vitamine D), eau minérale à forte teneur calcique (Hépar, Contrex). Un apport supplémentaire par des comprimés de calcium peut s'avérer très utile.

LES TRAITEMENTS DE LA MÉNOPAUSE

Quel est le principe du traitement hormonal de la ménopause ?

La ménopause est due à une carence des sécrétions hormonales des ovaires. Son traitement logique repose donc sur l'hormonothérapie substitutive, c'est-à-dire la compensation avec des hormones naturelles de ce que les ovaires ne produisent plus.

L'hormonothérapie substitutive de la ménopause a l'ambition de traiter l'ensemble des troubles très gênants de la période climatérique, comme les bouffées de chaleur, mais aussi de prévenir les complications de la carence ovarienne, au premier rang desquelles se trouve l'ostéoporose.

Quelles sont les recommandations d'emploi du THS ?

Le traitement hormonal substitutif (THS) de la ménopause n'a jamais été une obligation, c'est un choix offert aux femmes qui en ont besoin et le désirent.

Il existe des recommandations pratiques pour l'emploi du THS :

- le THS ne doit pas être prescrit ou renouvelé de façon systématique ;
- le THS peut être prescrit chez les femmes gênées par les troubles de la ménopause, en particulier les bouffées de chaleur ;
- le THS doit être prescrit ou renouvelé à la dose minimale efficace ;
- le THS est prescrit pour une durée limitée à la durée des symptômes gênants ;
- on doit chaque année réévaluer l'intérêt de la poursuite du THS ;
- la femme traitée doit être informée et volontaire.

Quels sont les produits employés dans les THS ?

Ce traitement associe toujours deux hormones (sauf chez une femme qui a subi une hystérectomie) : un œstrogène et un progestatif, selon un protocole, un schéma thérapeutique qui imite un cycle menstruel normal. Un schéma classique associe l'œstrogène du premier au vingt-quatrième jour de chaque mois et le progestatif du treizième au vingt-quatrième jour.

Le traitement hormonal entraîne-t-il des règles et peut-on les éviter ?

Pendant les derniers jours du mois surviennent habituellement des « règles » qui sont en réalité des saignements artificiels (comme sous pilule) et ne signifient en aucun cas un retour à la fécondité. Il existe aussi des traitements sans règles : ils sont beaucoup prescrits car très demandés et très appréciés par les femmes.

Quel traitement hormonal emploie-t-on chez les femmes ayant subi une hystérectomie ?

Si vous avez subi une hystérectomie, comme environ 20 % des femmes sous THS, vous utiliserez un THS avec seulement une hormone : l'œstrogène. Le progestatif n'est plus utile.

Comment se présentent les différents THS ?

Il existe de nombreux produits œstrogéniques, sous différentes présentations : comprimés, gels, timbres autocollants ou patchs (sorte de petits réservoirs de quelques centimètres de diamètre diffusant régulièrement une hormone). La progestérone naturelle et les progestatifs se présentent sous forme de comprimés ou de capsules. C'est à votre médecin que reviendra, après en avoir parlé avec vous, de faire le choix des produits et du protocole thérapeutique. Ce choix s'effectuera en fonction de vos troubles, de vos antécédents, de votre examen clinique et de votre bilan hormonal, biologique et osseux de départ et de vos souhaits.

Le traitement peut-il être modifié et adapté ?

Après un premier traitement de trois mois, le médecin pourra remanier le protocole en fonction de vos réactions pour aboutir à un traitement personnalisé, adapté à vos problèmes et à votre personnalité. Aucune décision concernant le traitement hormonal de la ménopause n'est définitive : un traitement peut toujours être instauré, arrêté, suspendu, repris, et on peut toujours en changer les produits, les doses, le protocole… Parlez-en avec votre médecin.

Y a-t-il des contre-indications au THS ?

La principale contre-indication au THS est un antécédent de cancer du sein. Il existe aussi des précautions d'emploi, en particulier l'usage de faibles doses, chez les femmes présentant une mastose, des fibromes ou une endométriose. En cas d'antécédent de phlébite ou d'embolie pulmonaire, un THS peut être envisagé, mais il faut toujours employer un œstrogène par voie cutanée, en gel ou en timbre.

Si on n'a pas suivi un THS au moment de la ménopause, peut-on en prendre un par la suite ?

Oui, vous pourrez toujours changer d'avis. Il n'est jamais trop tard pour envisager un THS même si l'on considère qu'il vaut mieux traiter dès la ménopause les femmes à risque d'ostéoporose. Réfléchissez, informez-vous, en particulier auprès de votre médecin qui vous a proposé ce traitement. Un traitement hormonal de la ménopause ne peut être prescrit qu'à une femme informée et volontaire. Il ne constitue jamais une obligation, mais reste un choix. Les traitements de la ménopause ne sont pas des traitements systématiques mais des traitements personnalisés et adaptés à chaque femme.

Comment savoir si un THS est bien adapté ?

Après son instauration, votre traitement hormonal pourra être adapté, personnalisé en fonction de vos symptômes. Le but est d'aboutir à un traitement qui supprime vos symptômes mais sans jamais entraîner de phénomènes de surdosage. Il est donc important que vous décriviez bien à votre médecin ce que vous ressentez. Les signes de sous-dosage hormonal sont les bouffées de chaleur persistantes, la sécheresse vaginale ou la fatigue. Les signes de surdosage sont la tension des seins, la sensation de gonflements, l'anxiété ou l'irritabilité. Vous devez bien tolérer votre traitement, sinon il faut l'adapter.

Quel est l'intérêt des THS à faibles doses ?

Habituellement, les médecins instaurent le traitement à posologie hormonale modérée. Ces dernières années, la tendance a été de réduire les doses des traitements de la ménopause, ce qui a permis une meilleure tolérance clinique sans en compromettre l'efficacité.

Comment se présentent et comment fonctionnent les patchs hormonaux pour traiter la ménopause ?

Les patchs ou timbres sont des dispositifs autocollants, imprégnés de l'hormone physiologique féminine, l'œstradiol. Cet œstrogène est soit contenu dans un réservoir, soit, pour les timbres plus récents, inclus dans la couche adhésive elle-même, ce qui donne plus de souplesse et de finesse au dispositif. Il existe de nombreux patchs disponibles en différentes posologies se traduisant par des tailles différentes : plus le timbre est dosé, plus il est grand. Les timbres les plus employés sont ronds ou rectangulaires et ne dépassent pas trois à quatre centimètres dans leur plus grande dimension.

Après application du patch, l'œstradiol va pénétrer dans la peau, diffuser dans la circulation sanguine du derme puis dans la circulation générale. Le patch permet une diffusion régulière de l'hormone pendant toute son application, tout en employant des doses beaucoup moins importantes que la voie orale. Le patch est changé une ou deux fois par semaine, suivant les produits. Il est appliqué sur la fesse, le tronc ou le haut de la cuisse. On peut se baigner ou prendre des douches avec un patch, sans précaution particulière.

Dans le THS, le patch est associé à un progestatif en comprimé, sauf chez la femme hystérectomisée, chez laquelle il est employé seul.

Qu'est-ce que les phytoestrogènes ? Peuvent-ils remplacer un traitement hormonal de la ménopause ?

Les phytoestrogènes sont des substances d'origine végétale qui ont une très faible action œstrogénique car leur structure ressemble à celle des œstrogènes. Les phytoestrogènes ont le statut de complément alimentaire et sont mis sur le marché sans contrôle préalable, en vente libre. Ils n'ont pas à se soumettre à la très rigoureuse AMM (Autorisation de mise sur le marché) des médicaments. Dans certaines études mais pas dans d'autres, ils ont montré une certaine efficacité sur les bouffées de chaleur. Cependant, les phytoestrogènes ne peuvent certainement pas remplacer un THS dont ils n'ont pas toutes les vertus thérapeutiques.

DEUXIÈME PARTIE

SEXUALITÉ, CONTRACEPTION ET DÉSIR D'ENFANT

SEXUALITÉ ET ÉPANOUISSEMENT SEXUEL

LA SEXUALITÉ

Qu'est-ce que la sexualité ?

Élément essentiel de notre existence, la sexualité recouvre un ensemble de fonctions et de comportements déterminés par le sexe. Elle ne s'exprime pas seulement par les rapports physiques, mais aussi par toutes sortes d'émotions, de relations affectives, d'échanges, ou au contraire parfois par certaines difficultés ou troubles, complexes, frustrations, silences… La sexualité est une fonction intime très personnelle de chaque individu modulée par de multiples facteurs.

Comment arriver à une vie sexuelle épanouie et comment la préserver ?

Si certains y cheminent allègrement, la route vers l'épanouissement sexuel peut sembler interminable et semée d'embûches à beaucoup d'autres. En outre, le maintien au sein du couple d'une activité sexuelle riche et épanouie demande à chaque partenaire un engagement physique et affectif, un entretien créatif, un investissement personnel permanent.

Qu'est-ce que l'instinct sexuel ?

L'observation des autres espèces peut nous amener à réfléchir sur la nôtre. Chez la plupart des mammifères, la femelle ne recherche ou n'accepte une activité sexuelle qu'à la période restreinte de fécondité, dite « d'œstrus », « de rut » ou encore « de chaleur ». Chez les primates plus évolués et qui connaissent des rites sociaux, la femelle accepte, sous l'influence du mâle, une certaine activité sexuelle en dehors de la période de fécondité, mais elle ne se montrera demandeuse, séductrice qu'aux alentours de l'ovulation. Ainsi, plus l'espèce est évoluée, plus les facteurs sociaux jouent un rôle. Cependant, même lorsque leurs organes génitaux s'apparentent à ceux de l'espèce humaine, les femelles animales n'éprouvent pas d'orgasme. Vous avez compris que chez les animaux, grâce au puissant instinct sexuel indispensable à la pérennité de l'espèce, c'est l'aspect reproduction de la sexualité qui prédomine.

Quel rôle joue le cerveau dans la sexualité humaine ?

Un cerveau très développé représente notre différence fondamentale avec toutes les autres espèces. Même si la sexualité de l'être humain va, au début, être conduite, initiée par son instinct, elle sera vite contrôlée par son cerveau. La pulsion sexuelle subit alors les influences modulatrices de nombreux facteurs sociaux, psychologiques, culturels, religieux…

Si les phénomènes hormonaux peuvent jouer un certain rôle dans notre comportement sexuel, les facteurs socioculturels et émotifs restent déterminants. Notre cerveau permet l'ouverture de la sexualité humaine à un univers ludique propre à notre espèce et sans limite de plaisirs et d'émotions. Nous avons fait passer au second plan l'aspect reproduction de la sexualité pour privilégier l'amour, les sentiments, le plaisir physique…

Quel est le pouvoir de la sexualité ? (anecdote)

Dans les congrès internationaux, un éminent médecin britannique aime raconter l'anecdote suivante pour illustrer le pouvoir de la sexualité. Après avoir créé Adam et Ève, Dieu leur dit : « J'ai deux nouvelles à vous annoncer, une bonne et une mauvaise. La bonne nouvelle, c'est que je vous ai fait deux beaux cadeaux : l'intelligence et la sexualité. » « Et la mauvaise ? » demandèrent inquiets Adam et Ève. « La mauvaise, c'est que vous ne pourrez jamais vous servir des deux en même temps ! »

Quelle était l'attitude ancienne des sociétés par rapport à la sexualité ?

Pendant longtemps, et encore parfois de nos jours, les sociétés ont réprimé le plaisir sexuel. Certaines religions n'autorisent l'activité sexuelle que pendant et aux alentours des périodes de fécondité. Les sexualités réputées « anormales », comme l'homosexualité, ou les pratiques sexuelles, comme la masturbation ou la fellation, n'ayant pas pour objet la procréation, étaient condamnées. Jusqu'au XIXe siècle, la sexualité féminine est plus que réprimée : oubliée. La femme ne valorise alors sa sexualité que par son aspect reproductif. Ses sentiments, ses émotions, ses désirs sexuels, son plaisir sont totalement occultés. Elle est soumise au désir de l'homme, maître des activités professionnelles, sociales et sexuelles.

Quels facteurs socioculturels interviennent dans la sexualité humaine aujourd'hui ?

Il faut attendre la seconde moitié du XIXe siècle et Freud pour remettre en cause cette conception réductrice, qui niait le droit au plaisir de la moitié du genre humain.

Progressivement, l'anatomie et la physiologie intimes de la femme et son aptitude au plaisir se sont dévoilées. Parallèlement aux avancées de la science et de la sexologie, notre société a connu de profondes mutations. La femme s'est émancipée et revendique la même place et les mêmes droits que l'homme. Elle suit de plus en plus souvent des études et exerce une activité professionnelle, ce qui lui confère une certaine autonomie et l'ouvre vers le monde extérieur. La contraception a bouleversé nos comportements. En contrôlant la fécondité, en supprimant la hantise de la grossesse non désirée, elle a permis d'établir la distinction entre l'amour-reproduction et l'amour-plaisir. Moteurs et témoins à la fois de tous les phénomènes de société, les médias ont largement contribué à la « libération sexuelle » de la femme.

À quand remontent les premières enquêtes sur les comportements sexuels ?

Aux États-Unis, le rapport Kinsey sur *le Comportement sexuel de l'homme* en 1948 et sur *le Comportement sexuel de la femme* en 1953, s'appuyant sur les témoignages de 16 000 personnes, permit une approche objective de la sexualité humaine. Révélant la pratique courante d'activités sexuelles habituellement réprimées par la société (masturbation, sexualité buccogénitale…), il démontrait que les pulsions sexuelles passent outre tous les tabous et interdits sociaux, moraux ou religieux.

Dans les années 1960, le célèbre couple de sexologues américains William Masters et Virginia Johnson précisa la physiologie de la sexualité humaine et de l'acte sexuel et proposa des stratégies thérapeutiques adaptées à chaque difficulté ou problème.

En 1972 a été publié sous l'égide de Pierre Simon, gynécologue, le premier rapport sur le comportement sexuel des

Français. En 2008, une nouvelle enquête française, réalisée à l'initiative de l'Agence nationale de recherche sur le sida, a mis en évidence une certaine évolution des comportements sexuels féminins qui tendent à se rapprocher des comportements masculins. En un demi-siècle, l'âge moyen du premier rapport sexuel chez les femmes a ainsi baissé de 3 ans : il est maintenant de 17,6 ans, proche de celui des hommes qui est de 17,2 ans.

LE DÉSIR

Qu'est-ce que le désir ?

Pourquoi êtes-vous attirée par tel homme plutôt que par tel autre ? Et pourquoi cet homme éprouvera-t-il ou non de l'attirance pour vous ? Ce « courant » qui peut s'établir entre une femme et un homme, tant sur le plan émotionnel que physique, s'appelle le désir, encore nommé libido, pulsion, attrait, appétit sexuel, besoin de l'autre. Il constitue une sorte de force qui vous pousse l'un vers l'autre et vous permettra de former un couple pour une durée plus ou moins longue, parfois le temps d'une seule relation sexuelle, parfois toute une vie. Le désir se nourrit à de nombreuses sources et peut emprunter différentes voies. Sa nature, très personnelle, est éminemment subjective.

Quel rôle jouent les hormones dans le désir ?

De même que pour les autres espèces, plusieurs études scientifiques ont démontré qu'il existait une augmentation de la libido féminine aux alentours de l'ovulation, en période de fécondité. Cet accroissement assez net des pulsions sexuelles semble être en rapport avec les pics hormonaux de testostérone (hormone mâle sécrétée en faible quantité par la femme) et d'œstradiol (œstrogène le plus puissant). On sait que l'administration ponctuelle d'une petite dose de testostérone peut stimuler la libido féminine. Cependant, dans l'espèce humaine, l'influence des phénomènes hormonaux semble limitée par rapport à celle d'autres moteurs, inducteurs du désir.

Quel rôle joue la vue dans le désir ?

La vue joue un rôle important et peut, particulièrement chez l'homme, déclencher des émotions érotiques. La possibilité de susciter visuellement le désir chez les hommes est largement exploitée dans les films, les magazines et la presse dite « masculine » et aussi par les femmes, grâce à la tenue vestimentaire, la lingerie, le maquillage ou les attitudes. La femme peut être elle aussi sensible au torse d'un homme qui pourra dégager une certaine impression de force, mais elle érotisera plutôt le corps de son compagnon dans son ensemble.

Quel rôle jouent les sons dans le désir ?

Les sons peuvent jouer un rôle dans la création d'une ambiance érotique et propice à la sexualité. Il en va ainsi de certaines mélodies : on parle (ou plutôt on parlait...) des slows de l'été pendant lesquels se sont déroulés les premiers contacts, prémices d'activités plus intimes. Le timbre de certaines voix est aussi particulièrement doux et sensuel.

Quels rôles jouent l'odorat et le goût dans le désir ?

L'influence de l'odorat est nettement plus limitée dans notre espèce que chez l'animal, mais les fragrances naturelles intimes et les parfums peuvent cependant jouer un rôle non négligeable dans l'excitation sexuelle. Le goût de la peau et de la bouche de son partenaire peut aussi alimenter le désir.

Quel rôle joue le toucher dans le désir ?

Le toucher va amplifier, embraser la flamme du désir débutant. Un simple effleurement excite le désir des deux partenaires. Puis les attouchements, les caresses, les baisers alimentent le désir de celui ou celle qui les reçoit comme de celui ou celle qui les donne. Le toucher représente le trait d'union, le passage entre désir et plaisir. Il permet d'explorer et d'exploiter toutes les zones érogènes de nos corps.

Quelles sont les principales zones érogènes chez l'homme et chez la femme ?

Chez l'homme, ces zones sont très limitées et concentrées sur le pénis et surtout son extrémité, le gland. Le corps féminin a un potentiel érogène bien plus important et peut tout entier participer à l'excitation sous l'influence de caresses. Outre les organes génitaux, avec bien sûr le clitoris, les principales zones érogènes se situent au niveau des cuisses, de l'entrejambe, du dos et aussi des seins, surtout des mamelons. Mais en réalité, comme le disait un célèbre sexologue, la principale zone érogène chez les deux sexes est probablement le cerveau car son potentiel est infini !

Quelles sont les différences entre désir masculin et féminin ?

Le désir de l'homme est rapide, parfois brutal, très physique, impatient, impérieux. Souvent, l'homme veut tout et tout de suite, et se passerait volontiers des préliminaires. Son désir peut le conduire à entreprendre un rapport sexuel uniquement pour son plaisir physique.

Le désir de la femme est plus subtil, plus riche, plus nuancé et diversifié. Constitué d'un mélange troublant de sensations physiques et d'émotions, il accorde une plus large place aux sentiments et monte progressivement. La séduction, les préliminaires constituent pour la femme une source de satisfaction et suscitent des émotions propres à éveiller le corps et l'esprit au désir sexuel.

Quel rôle joue le cerveau ?

Le cerveau reste le maître de notre désir. C'est lui qui recèle notre personnalité, nos instincts, nos fantasmes, c'est lui qui enregistre nos expériences, notre vécu et c'est par lui que transitent toutes les informations, les stimulations sensorielles et les messages hormonaux.

C'est encore lui qui fait la différence entre désirs masculin et féminin. Le cerveau représente une source de stimuli sexuels intenses et un univers érogène sans limites et souvent sous-exploité.

Qu'est-ce que les fantasmes ?

Face cachée de l'univers sexuel du cerveau, les fantasmes sont des représentations érotiques imaginaires qui facilitent l'accès au désir et au plaisir. Les fantasmes s'alimentent aux tréfonds de notre personnalité, de nos instincts mais aussi dans nos expériences antérieures, notre éducation, nos interdits ou tabous.

Est-il normal d'avoir des fantasmes ?

Si peu d'entre eux l'avouent, la majorité des hommes et des femmes ont des fantasmes auxquels ils pensent lors de la masturbation ou au cours de leurs relations sexuelles. Avoir des fantasmes est normal, cela fait partie d'un comportement profond, spécifique à l'espèce humaine et que nous ne pouvons renier ou occulter.

Pourquoi les femmes parlent-elles peu et difficilement de leurs fantasmes ?

Beaucoup de femmes éprouvent de la honte vis-à-vis de leurs fantasmes et cherchent à les réprimer, car elles les considèrent comme une sorte de trahison vis-à-vis de leur compagnon ; de plus, ils représentent souvent des scènes en opposition totale avec la morale ou l'éducation. La contrainte, et parfois la brutalité ou la violence physique ou verbale y tiennent souvent une place prépondérante.

Faut-il réaliser ses fantasmes ?

Il faut considérer les fantasmes comme une sorte d'épice, de piment agrémentant l'activité sexuelle. Ils permettent de rompre une sexualité triste ou monotone et autorisent, dans l'imaginaire, tous les voyages et tous les interdits. En effet, un fantasme reste habituellement dans le domaine de l'imaginaire. Sa réalisation s'avère souvent décevante et l'un des deux partenaires risque d'en souffrir. Elle peut conduire à une escalade, à une surenchère perverse, destructrice pour celui qui réalise ses fantasmes ou pour le couple. Parfois, après une préparation psychologique, la réalisation d'un fantasme désiré par les deux partenaires peut procurer une satisfaction certaine, mais nécessite une profonde complicité et beaucoup de générosité. Entre ces deux tendances, la ligne de crête est étroite.

Le plaisir

Qui de l'homme ou de la femme est le plus apte au plaisir sexuel ? (anecdote)

Dans l'Olympe, Zeus et son épouse Héra débattaient pour savoir qui, de la femme ou de l'homme, ressentait le plus de plaisir lors des relations sexuelles. Ils décidèrent de poser la question à Tirésias qui avait la particularité d'avoir été à la fois homme et femme. Celui-ci répondit : « Si, en amour, le plaisir devait être partagé en dix, la femme aurait trois fois trois et l'homme seulement un. » La femme et son corps semblent donc particulièrement aptes aux activités sexuelles.

La masturbation est-elle normale ?

Réprimée par l'éducation, considérée comme une activité « honteuse », bien que pratiquée par la grande majorité des adolescentes et la quasi-totalité des adolescents, la masturbation constitue habituellement la première étape naturelle sur la route du plaisir et l'épanouissement sexuel. La masturbation ne rend ni sourd ni stupide comme le prétendent de vieilles légendes !

Elle permet à l'adolescente la découverte de son corps, de ses sensations, la rassure sur son aptitude au plaisir en lui procurant ses premiers orgasmes, tout en la laissant prendre conscience des différentes phases de son excitation croissante. Ultérieurement, elle pourra ainsi guider un partenaire hésitant ou maladroit en lui communiquant son « mode d'emploi intime ».

Est-il anormal de poursuivre la masturbation à l'âge adulte et lorsque l'on vit en couple ?

En général, l'activité masturbatoire diminue tandis qu'augmente l'activité hétérosexuelle. Elle peut cependant persister à l'âge adulte, même chez un homme ou une femme vivant en couple avec une activité sexuelle satisfaisante. Cela ne peut être considéré comme anormal, sauf si la masturbation est systématiquement préférée à l'acte sexuel, exprimant ainsi certains conflits ou frustrations.

La sexualité buccogénitale est-elle normale ?

Les caresses et les rapports buccogénitaux (fellation : caresse du pénis par la bouche de la femme ; cunnilingus : caresse du sexe féminin par la bouche de l'homme) constituent, dans les sociétés occidentales, des pratiques sexuelles particulièrement fréquentes et appréciées. Peu d'hommes et de femmes n'en éprouvent pas un intense plaisir.

Comment se déroule l'acte sexuel chez la femme ?

Il se déroule en quatre phases, bien étudiées par Masters et Johnson : la phase d'excitation, la phase de plateau correspondant à la pénétration, l'orgasme et la phase de résolution.

Comment se passe la phase d'excitation ?

Éveillés, attentifs, ouverts aux activités sexuelles par le désir, le corps et l'esprit peuvent s'adonner, s'abandonner au plaisir.

Sous l'influence de son désir et au contact du corps de son partenaire, la phase d'excitation prépare la femme à la pénétration. Elle est plus ou moins longue : rapide chez la jeune femme (quelques dizaines de secondes), elle peut nécessiter beaucoup plus de temps et de patience après la ménopause. Les mamelons des seins deviennent alors tendus et sensibles, les petites lèvres s'engorgent de sang, le clitoris se dilate, mais c'est la lubrification vaginale qui constitue le phénomène essentiel de la phase d'excitation. Tout le corps et l'esprit participent à l'excitation : le cœur se met à battre de plus en plus vite, la respiration se fait plus rapide, les muscles se tendent.

Comment se produit la lubrification vaginale ?

Pendant les rapports, la lubrification est surtout assurée par un phénomène de transsudation vaginale : un peu comme si l'ensemble de la muqueuse vaginale transpirait à partir des vaisseaux congestionnés qui l'irriguent. Les glandes de Bartholin et de Skène jouent un rôle complémentaire et accessoire. L'importance de la lubrification vaginale est très variable d'une femme à l'autre et peut être moindre à certaines périodes de la vie génitale (après un accouchement, par exemple) ou affective.

Comment se passe la phase de plateau, la pénétration ?

L'excitation intense autorise, appelle la pénétration puis les mouvements de va-et-vient de la verge pendant la phase dite « de plateau ». Durant cette phase, le clitoris semble se rétracter sous son capuchon, le fond vaginal se dilate tandis que sa partie inférieure s'épaissit, s'engorge, enserrant et stimulant le pénis en érection. C'est pendant les mouvements de la verge que peut être excité le point G, du nom de son « découvreur », Grafenberg. Source de débats et de controverses, le point G est en réalité une petite zone située sur la paroi antérieure du vagin, à quelques centimètres de l'orifice de la vulve, derrière l'urètre.

Qu'est-ce que l'orgasme ?

L'orgasme représente le point culminant du plaisir et se traduit par une série de contractions spasmodiques des muscles qui sanglent le vagin et se propagent à l'ensemble du bas-ventre et souvent à d'autres parties du corps. Pour se produire, l'orgasme nécessite une phase de plateau suffisamment longue, une certaine concentration sur son plaisir et l'absence de toute forme d'inhibition, le « lâcher prise ».

On a longuement débattu sur l'existence de deux formes d'orgasmes : vaginal et clitoridien. Véritable clé du plaisir, il semble en fait que le clitoris représente un maillon indispensable et participe toujours au déclenchement de l'orgasme. La stimulation de la région clitoridienne peut être directe, par les caresses de la femme ou de son partenaire, ou indirecte, par les mouvements du pénis mobilisant les petites lèvres. Au lieu d'opposer orgasmes clitoridien et vaginal, on peut plutôt parler d'une « plate-forme orgasmique » qui comprend toute la vulve avec les petites lèvres, le clitoris et la partie inférieure du vagin.

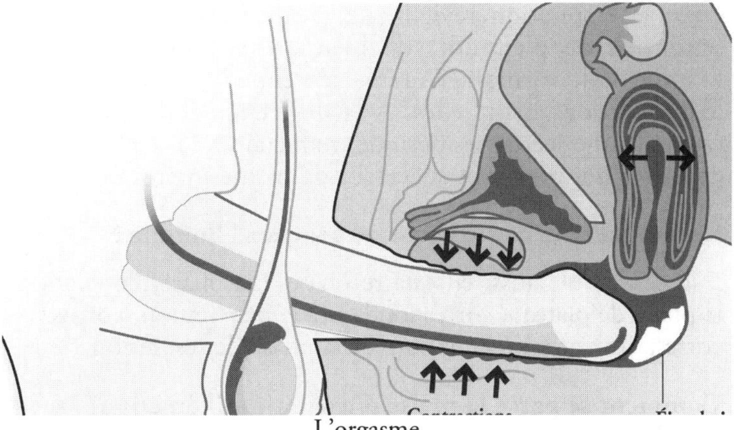

L'orgasme

Quels facteurs influencent la survenue et l'intensité de l'orgasme ?

L'intensité de l'orgasme varie considérablement d'une femme à l'autre et parfois d'un rapport à l'autre chez la même femme. L'orgasme est un phénomène réflexe sur lequel le cerveau peut exercer une certaine inhibition. Sa survenue et sa qualité dépendent du désir de la femme, de ses structures psychologiques, de ses relations avec son partenaire et de son état de libération ou d'inhibition vis-à-vis de son corps et de sa sexualité. L'obtention d'un orgasme peut ainsi nécessiter un certain parcours sexuel et psychologique initiatique.

Qu'est-ce que la phase de résolution ?

La phase de résolution se traduit par un relâchement de toutes les tensions psychologiques et physiques qui ont culminé au moment de l'orgasme. Les muscles se détendent, cœur et respiration reviennent à leur rythme normal. Un sentiment de plénitude, de bien-être envahit le corps et l'esprit. Les organes génitaux reprennent leurs formes et leurs positions habituelles. À la différence de l'homme qui connaît une certaine période réfractaire, la femme peut éprouver des orgasmes successifs de même intensité.

Comment se déroule l'acte sexuel chez l'homme ?

Il se déroule aussi en quatre phases : la phase d'excitation, la phase de plateau, correspondant à la pénétration, l'orgasme, correspondant à l'éjaculation, et la phase de résolution.

Comment se passe la phase d'excitation (l'érection) chez l'homme ?

La phase d'excitation se traduit par l'érection, due à la congestion vasculaire des corps caverneux de la verge où afflue du sang qui s'y trouve momentanément retenu. Le pénis se redresse, grossit, s'allonge et devient rigide. Survenant rapidement, en quelques secondes, l'érection est un phénomène réflexe que l'homme ne peut ni commander, ni réprimer.

La verge au repos et en érection

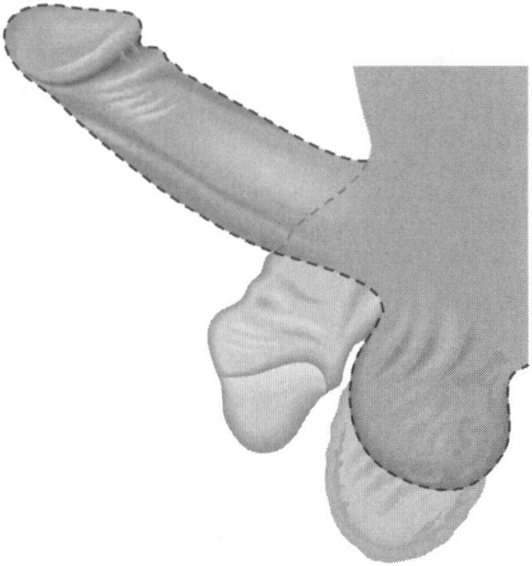

Le passage de l'état de flaccidité à l'état d'érection se manifeste par une augmentation du volume et de la rigidité de la verge, qui se dresse. Lorsqu'elle revient à l'état précédent, son volume diminue progressivement, elle s'abaisse et sa rigidité s'estompe.

Comment se passe la phase de plateau (la pénétration) chez l'homme ?

La phase de plateau correspond, après la pénétration, aux mouvements plus ou moins rapides de la verge dans le vagin. Habituellement, l'homme peut contrôler la durée de cette phase en ralentissant ou en cessant quelques instants ses mouvements de va-et-vient dès qu'il sent arriver les sensations qui précèdent la survenue de l'orgasme.

Comment se passe l'orgasme (l'éjaculation) chez l'homme ?

L'orgasme, qui coïncide avec l'éjaculation, se traduit par quelques contractions aboutissant chacune à la décharge d'un petit jet de sperme et contemporaines d'un plaisir intense.

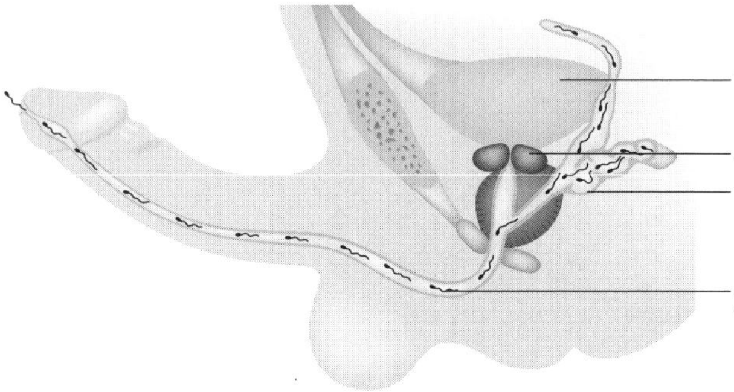

L'éjaculation

Comment se passe la phase de résolution chez l'homme ?

La phase de résolution survient dès la fin de l'éjaculation ; plaisir et érection retombent, la verge revient à l'état de flaccidité. La tension physique, musculaire et émotionnelle disparaît rapidement. L'homme a tendance à s'assoupir. Il connaît alors une certaine période réfractaire, plus ou moins longue suivant l'âge et la vitalité (de quelques minutes à quelques heures), pendant laquelle une nouvelle excitation et un nouveau rapport sexuel avec pénétration ne seront pas possibles.

Le couple et l'entente sexuelle

La sexualité est-elle différente d'une personne à l'autre ?

La sexualité humaine recouvre de multiples phénomènes, variés et complexes, faits de sensations physiques et d'émotions, et modulés par de nombreux facteurs personnels et socioculturels. Dans ce domaine, il existe certaines différences entre les deux sexes et une grande variabilité de comportement d'un individu à l'autre.

Quels sont les facteurs d'une bonne entente sexuelle dans un couple ?

Dans un couple, l'entente sexuelle repose sur la meilleure coordination possible entre les comportements des deux partenaires. Cette adaptation nécessite une certaine complicité et souvent des concessions et des compromis.

L'activité sexuelle représente une forme de communication au sein du couple. Un couple qui communique peu, qui ne dialogue pas, a peu de chance d'atteindre un bon épanouissement sexuel : souvent, un des deux partenaires (parfois les deux) s'y sent frustré et souffre en silence pendant des années, et parfois toute une vie, accumulant rancœur et agressivité.

En cas de difficulté sexuelle dans un couple, que faut-il faire ?

En cas de difficulté sexuelle dans un couple, il faut absolument s'en ouvrir à son compagnon et ne pas laisser s'installer de malentendus durables et une vie sexuelle médiocre, triste et sans agrément. Les discussions, les débats concernant les relations affectives et sexuelles doivent être menés avec délicatesse, compréhension et sans agressivité, en tenant compte du caractère et du comportement de son compagnon ou de sa compagne. Les femmes reprochent souvent aux hommes leur manque d'attention et il est vrai que ceux-ci font parfois preuve d'un certain égoïsme... Il faut en parler, en parler encore, avec calme et sans animosité.

Peut-on avoir une bonne entente sexuelle sans une bonne entente en général ?

Qui dit entente sexuelle, dit entente tout court. Le couple devrait être un lieu d'échanges, de dialogue, un havre de paix où chacun peut se ressourcer, retrouver confiance et vitalité. Si le couple devient un champ de bataille où l'on décharge sur l'autre toutes les rancœurs, frustrations ou agressions accumulées à l'extérieur, il y a peu de chances d'aboutir à une bonne entente sexuelle. Toutes les formes de conflits conjugaux en sont de redoutables ennemis.

Comment arriver à une bonne entente sexuelle dans un couple ?

Une bonne entente sexuelle nécessite habituellement un certain parcours physique et affectif au sein du couple. Pour atteindre un plein épanouissement sexuel, une femme devra être capable de s'adonner, de s'abandonner corps et âme à la sexualité, de lâcher prise : cet abandon dépend des relations qu'elle entretient avec son partenaire et nécessite confiance en soi et en l'autre et une certaine complicité.

Comment entretenir une bonne entente sexuelle dans un couple ?

L'entretien de l'excitation et de l'entente sexuelle repose sur une certaine évolution, créativité dans les activités de l'amour : tous les plaisirs peuvent être envisagés, quelles que soient les techniques, les situations, les fantasmes… La monotonie, l'ennui, la médiocrité tuent l'amour. L'originalité, la fantaisie, l'imagination peuvent ranimer des flammes vacillantes.

Le couple et les difficultés sexuelles

Qu'est-ce que les « fausses » difficultés sexuelles ?

Une mésentente ou certaines difficultés sexuelles peuvent n'être que l'expression de conflits conjugaux ou d'une mésentente plus générale. La réserve ou le refus vis-à-vis des activités sexuelles, l'absence de jouissance, deviennent une manière d'exprimer son agressivité vis-à-vis du partenaire, voire de le « punir ». Il importe alors de dialoguer, au besoin avec l'aide d'un thérapeute ou d'une conseillère conjugale, afin d'aplanir les conflits et de ne pas laisser se pérenniser une situation d'échec et de frustration qui peut devenir rapidement irréversible.

Quelles sont les différences entre la sexualité des hommes et celle des femmes ?

De « fausses » difficultés naissent d'un manque d'information, d'une mauvaise connaissance de la physiologie sexuelle du sexe opposé. La chronologie de l'acte sexuel est en effet sensiblement différente chez la femme et chez l'homme. La femme a besoin et apprécie une phase préliminaire plus longue. Elle est plus sensible à l'environnement, à l'ambiance, à la tendresse. Elle met habituellement plus longtemps à aboutir à l'orgasme. L'homme devra savoir créer un climat propice à la sexualité, dispenser des caresses, faire preuve de patience et maîtriser ses propres réactions, beaucoup plus physiques et rapides, pour amener sa partenaire au même stade d'excitation, afin de consacrer ensemble l'acte sexuel par une jouissance simultanée. Cela demande une certaine initiation à la vie sexuelle. Il convient de n'entreprendre un rapport sexuel que lorsque les conditions de succès sont réunies : les rapports bâclés, à la va-vite ou contraints accentuent les problèmes plus qu'ils ne les résolvent.

Par ailleurs, comme le dit Françoise Dolto : « Les femmes sont beaucoup plus tolérantes que les hommes à la frustration d'orgasme, mais beaucoup plus intolérantes qu'eux à la frustration d'amour. »

Quelles sont les « maladresses » sexuelles les plus fréquentes ?

Certaines maladresses devraient être aisément corrigées grâce à un minimum de dialogue bien compris, par exemple les caresses trop rapides, trop lentes, trop brutales ou encore trop insistantes. Les hommes devraient savoir que le clitoris, clé du plaisir chez la femme, n'apprécie guère les attaques directes, « d'entrée de jeu » ou brutales. Il vaut mieux stimuler d'abord d'autres zones érogènes avant de l'aborder indirectement, puis directement, avec délicatesse. C'est à la femme de guider et de conseiller son partenaire maladroit ou simplement ignorant. Pour cela, il lui faut une certaine confiance en soi et vaincre parfois sa timidité ou la crainte de froisser son amant.

Les difficultés sexuelles sont-elles fréquentes ?

Toute personne peut ou même sera confrontée, un jour ou l'autre, à une difficulté chez elle ou son partenaire au cours de sa vie sexuelle.

Quand un médecin est consulté pour une difficulté sexuelle, il faut savoir qu'il recherche toujours une cause organique, biologique ou anatomique et qu'il en trouve très rarement. Les difficultés sexuelles ont très souvent une cause psychologique.

Toutes les femmes et tous les hommes ont-ils un potentiel sexuel ?

La quasi-totalité des femmes et des hommes possèdent une configuration anatomique et un potentiel érotique et sexuel aptes à les conduire au plaisir. Cependant, certaines personnes, pour différentes raisons, ne savent pas, ne peuvent pas, ne peuvent plus, ne veulent pas ou ne veulent plus exploiter ce potentiel.

Peut-on traiter une difficulté sexuelle chez une personne seule ou faut-il prendre en compte son partenaire ?

Il est difficile de traiter un symptôme sexuel sans le considérer au sein d'un couple. Le traitement d'une frigidité ou d'une impuissance nécessite l'assistance et la compréhension du partenaire ; souvent, d'ailleurs, ce sont les relations au sein du couple qui ont engendré ou aggravé la difficulté. Communication, complicité, patience, compréhension, confiance et amour (c'est beaucoup !) vont permettre le plus souvent d'aplanir les difficultés et d'éviter les crises. La sexualité demande un certain apprentissage, et un bon épanouissement affectif et sexuel au sein d'un couple repose sur un ajustement entre les désirs et les comportements des deux partenaires.

En cas d'insatisfaction sexuelle, peut-on attendre que le problème s'arrange ?

Il est souhaitable de considérer une difficulté ou un problème sexuel dès qu'il se pose, sans trop tarder, sous peine de s'y enliser. La pente des difficultés sexuelles est savonneuse : chaque nouvelle situation d'échec alimente les échecs ultérieurs et accentue le problème et les frustrations. Il faut donc en parler et dialoguer.

Comment peut s'exprimer une insatisfaction sexuelle ?

Une insatisfaction sexuelle au long cours peut s'exprimer par certains troubles physiques ou psychologiques : déprime, repli sur soi, tristesse, agressivité, fatigue plus ou moins permanente… et engendrer de véritables maladies psychosomatiques.

Avez-vous une part de responsabilité dans vos difficultés sexuelles ?

Les médecins (généralistes, gynécologues, sexologues, psychothérapeutes) peuvent résoudre les problèmes organiques, anatomiques et vous aider à mieux comprendre et surmonter certaines perturbations psychologiques ou appréhensions, mais vous avez également un rôle déterminant à jouer. La satisfaction sexuelle réclame aussi un investissement personnel. Il faut savoir ne pas occulter votre part de responsabilité dans la genèse de votre difficulté. En matière sexuelle comme dans bien d'autres domaines, pour recevoir il faut aussi vouloir et savoir donner, et s'investir. La sexualité humaine est complexe et souvent fragile et réclame attention et entretien.

Les difficultés sexuelles chez la femme

Quelles sont les principales difficultés sexuelles chez la femme ?

Il existe deux grands types de difficultés sexuelles chez la femme : celles liées à la pénétration, à l'acte sexuel lui-même (« quand l'amour fait mal ») et les troubles du désir et du plaisir.

Qu'est-ce qu'une dyspareunie ?

En médecine, une dyspareunie désigne des douleurs pendant les rapports sexuels. On distingue la dyspareunie orificielle (à la pénétration) et la dyspareunie profonde.

Quelles sont les causes de la dyspareunie orificielle ?

La sécheresse vaginale, les vaginites, les mycoses, les rapports précipités, sans préliminaires, représentent les principales causes de dyspareunie orificielle (à la pénétration). Après un accouchement, la cicatrice de l'épisiotomie peut aussi rester sensible pendant quelques mois et être responsable de dyspareunie orificielle : gels et crèmes à usage local peuvent se révéler alors d'un précieux secours.

Qu'est-ce que la dyspareunie profonde ?

C'est une douleur « au fond » dans tout le bas-ventre, pendant les relations sexuelles, quand le pénis entre plus ou moins violemment en contact avec le col utérin, mobilisant ainsi tout l'utérus et le système de suspension qui l'amarre aux autres éléments du petit bassin.

Pouvant survenir à chaque rapport, ou de façon transitoire ou encore seulement dans certaines positions, la dyspareunie profonde peut relever de différentes causes : une rétroversion utérine, une déchirure d'un ligament de soutien ou de l'enveloppe qui entoure l'utérus après un accouchement laborieux, une endométriose, un gros fibrome... D'autre part, toutes les infections des voies génitales (cervicites, endométrites, salpingites) peuvent être responsables de séquelles douloureuses.

Le gynécologue peut identifier la cause de la dyspareunie profonde et le plus souvent y remédier. En attendant la guérison, les rapports sexuels devront être plus doux et éviter certaines positions particulièrement pénibles.

Quelles sont les causes de la sécheresse vaginale ?

La sécheresse vaginale représente la principale cause de dyspareunie. Elle peut survenir électivement à certaines époques de la vie d'une femme ou d'un couple et peut connaître diverses origines, organiques ou psychologiques. Il importe de rechercher et de traiter sans tarder une cause organique de sécheresse vaginale car la douleur, répétée lors des relations sexuelles, générera rapidement une crainte de la pénétration, elle-même responsable d'un défaut de lubrification ; il convient donc de briser rapidement ce cercle vicieux.

Quelles sont les causes hormonales de la sécheresse vaginale ?

Le vagin est un récepteur, un organe-cible des hormones ovariennes, et toute baisse des taux d'œstrogènes peut limiter les sécrétions et l'humidité vaginales. C'est ce qui se passe en particulier après la ménopause, quand la production d'œstrogènes se tarit : le vagin devient pâle, sec, perd son élasticité et a tendance à se rétrécir avec les années : les rapports deviennent difficiles, douloureux et, un jour ou l'autre, impossibles.

Les traitements hormonaux de la sécheresse vaginale de la ménopause sont-ils efficaces ?

Due à la carence des sécrétions hormonales ovariennes, la sécheresse vaginale post-ménopausique représente un problème particulièrement fréquent mais un des plus faciles à résoudre. Grâce à une thérapeutique hormonale générale et/ou locale (par application vaginale de crèmes et ovules), on arrive à redonner au vagin sa trophicité et une souplesse autorisant une sexualité agréable. Il s'agit cependant de traitements au long cours qui réclament une certaine persévérance.

Les perturbations de la flore du vagin peuvent-elles entraîner une sécheresse vaginale ?

Toutes les perturbations de la flore du vagin, les irritations et les infections de la muqueuse vaginale peuvent entraîner des défauts de lubrification. Il en va ainsi de toutes les vaginites et des mycoses vulvo-vaginales. En cas de mycose, la douleur et l'inflammation sont d'ailleurs telles qu'un rapport avec pénétration est difficilement envisageable. Les irrigations vaginales répétées avec des produits agressifs peuvent détruire ou déstabiliser la flore vaginale physiologique, garante d'une lubrification satisfaisante.

La sécheresse vaginale est-elle plus fréquente à certaines périodes ?

Oui. Il peut exister parfois un défaut de lubrification vaginale à certaines périodes du cycle menstruel ou de la vie génitale. Dans les semaines ou les mois qui suivent un accouchement, une sécheresse vaginale est fréquente. À la ménopause et en l'absence de traitement, une sécheresse vaginale finit toujours par s'installer. Dans tous les cas, on peut remédier à cette sécheresse.

Les rapports peuvent-ils entraîner une irritation vaginale ?

Des rapports sexuels répétés et prolongés ou encore l'utilisation de préservatifs non lubrifiés peuvent irriter la muqueuse du vagin. Il peut en être également ainsi des pénétrations trop rapides, sans préliminaires.

Une fatigue peut-elle entraîner une sécheresse vaginale ?

Toutes les grandes fatigues, les altérations de l'état général, les maladies graves au long cours rendent le corps et l'esprit moins ouverts à la sexualité et peuvent être responsables de sécheresse vaginale.

La sécheresse vaginale se traite-t-elle facilement ?

Toutes les causes organiques de sécheresse vaginale peuvent se traiter aisément après identification de leur origine.

Les traitements hormonaux locaux (crèmes et ovules gynécologiques) permettent une meilleure imprégnation œstrogénique et la restauration d'une flore vaginale normale.

L'emploi d'un lubrifiant lors des rapports est-il utile ?

Pendant les relations sexuelles, l'usage d'un lubrifiant, en vente libre en pharmacie, peut constituer un précieux appoint. En cas de sécheresse d'origine hormonale, un traitement œstrogénique de fond et l'usage d'un lubrifiant lors des rapports ne sont pas contradictoires mais complémentaires.

Quelles sont les causes psychologiques de la sécheresse vaginale ?

Les causes psychologiques de la sécheresse vaginale sont fréquentes et plus longues et difficiles à résoudre que les causes hormonales. L'absence de désir, l'inhibition vis-à-vis de la sexualité, toutes les formes de problèmes conjugaux ou encore tous les soucis peuvent être à l'origine de difficultés sexuelles et de défaut de lubrification vaginale. La sécheresse ne représente alors que le symptôme, l'expression visible, clinique de frustrations ou de conflits personnels et affectifs plus profonds.

Certaines femmes sont-elles « trop étroites » pour permettre la pénétration ?

Certaines jeunes femmes, parfois à la suite d'une réflexion incongrue de leur partenaire, pensent être « trop étroites ». Il n'en est pratiquement jamais ainsi : l'élasticité du vagin (qui permet l'accouchement) autorise un rapport sexuel, quelles que soient les dimensions du sexe du partenaire.

Qu'est-ce que le vaginisme ?

Le vaginisme est une contraction involontaire des muscles qui entourent l'entrée du vagin (les muscles releveurs), ce qui interdit toute pénétration. Les causes du vaginisme sont psychologiques et sa guérison dépendra de la résolution des conflits qui l'ont fait naître. Le vaginisme peut trouver ses racines dans des perturbations psychologiques anciennes et profondes (rapports brutaux, contraints, viol, inceste…).

Peut-on guérir le vaginisme ?

Le gynécologue a beaucoup de mal à examiner une femme vaginique, toujours très angoissée, tendue, et sur la défensive vis-à-vis de toute exploration génitale. Calme, patience et compréhension sont nécessaires pour vaincre ses réticences et autoriser un examen effectué avec douceur qui aura le mérite de la rassurer en mettant en évidence l'absence de toute anomalie anatomique. Le praticien peut conseiller une certaine « rééducation » visant à réconcilier la femme avec son corps et sa sexualité : celle-ci pourra, à l'aide d'un miroir et de ses doigts, explorer son anatomie intime. De même, elle pourra utiliser des tampons périodiques, de façon à familiariser son vagin avec un contact étranger et faire céder cette hypersensibilité superficielle et douloureuse. Les différentes techniques de relaxation peuvent également contribuer à une meilleure maîtrise corporelle. Le dialogue, les entretiens avec un ou une psychothérapeute ou une conseillère conjugale permettent habituellement d'aplanir les derniers obstacles psychologiques. La compréhension et la participation du partenaire restent toujours indispensables.

Le vaginisme connaît un important taux de guérison. Malheureusement, de nombreuses femmes vaginiques ne consultent jamais ou abandonnent et se résignent après une ou deux consultations.

Une femme qui souffre de vaginisme peut-elle avoir une activité sexuelle ?

Le vaginisme peut s'intégrer dans un refus global de la sexualité, mais un certain nombre de femmes vaginiques peuvent également trouver du désir et du plaisir lors d'activités sexuelles dont est bannie la pénétration. Pour cela, elles finissent par trouver un partenaire compréhensif et peu « offensif » qui s'accommode de cette situation.

Qu'est-ce qui peut influencer le désir féminin ?

Le désir féminin, ou libido, est un phénomène complexe ; il est fluctuant, car très sensible aux aléas qui jalonnent inévitablement la vie génitale et privée de chaque femme. Certains préfèrent employer le terme plus large d'insatisfaction sexuelle féminine en cas de déclin du désir. Des baisses de libido à certaines périodes de la vie (en cas de grande fatigue ou après un accouchement, par exemple) ou une augmentation à d'autres moments (les vacances qui constituent les moments de repos, de détente, de moindre stress se révèlent habituellement propices aux activités sexuelles) sont très fréquentes et ne peuvent être considérées comme anormales quand elles restent passagères, transitoires.

Les problèmes de couple peuvent-ils influencer le désir ?

Les problèmes de couple constituent une cause plus sérieuse d'insatisfaction sexuelle féminine. Celle-ci ne représente alors qu'un aspect des difficultés conjugales qu'elle contribue largement à alimenter, le tout pouvant aboutir à une séparation ou instaurer une situation de tension très perturbante pour les deux partenaires. Il est vain d'espérer améliorer les relations sexuelles sans avoir résolu les conflits psychoaffectifs, qu'un minimum de dialogue et de concertation aurait parfois pu désamorcer au départ. N'oubliez pas non plus que la monotonie laissera s'éteindre un jour la flamme du désir sexuel. Sachez raviver et entretenir votre désir et celui de votre partenaire : pour désirer, une femme a aussi besoin de se sentir désirable.

Qu'est-ce qu'une « fausse frigidité » ?

La femme qui obtient un orgasme par masturbation ou grâce aux caresses de son partenaire mais pas au cours des rapports sexuels avec pénétration n'est pas une femme frigide. La vraie femme frigide ne peut pas ou ne peut plus parvenir à l'orgasme, de quelque manière que ce soit. On distingue la frigidité primaire (chez la femme qui n'a jamais eu de plaisir) de la frigidité secondaire, qui s'installe chez une femme ayant déjà eu une activité sexuelle satisfaisante.

Les « fausses frigidités » disparaîtront après un certain apprentissage et avec la correction de certaines maladresses : rapports sexuels trop rapides et bâclés, sans préliminaires, absence de caresses clitoridiennes ou, au contraire, attouchements trop brutaux ou insistants…

Est-il normal qu'il n'y ait pas d'orgasme à chaque rapport ?

Lors des rapports sexuels, l'orgasme n'est pas toujours au rendez-vous. Les troubles du plaisir peuvent revêtir différents aspects. Ils se manifestent souvent par une absence d'orgasme, sans aucun plaisir, pendant toute la durée du coït ; parfois, le rapport procure un certain agrément, le désir et l'excitation montent, mais l'orgasme ne vient pas conclure, consacrer l'acte sexuel, ce qui laisse un arrière-goût d'amertume et d'insatisfaction pour la femme et souvent pour son partenaire. Il faut bien savoir que le rapport sexuel avec pénétration ne déclenche pas forcément un orgasme, beaucoup moins souvent, en fait, que la stimulation clitoridienne. Cela ne peut être considéré comme une anomalie.

Quelles sont les causes superficielles et passagères de l'insatisfaction sexuelle chez la femme ?

Désir et plaisir nécessitent une totale disponibilité du corps et de l'esprit. Tout ce qui peut « parasiter » la pensée ou vous déconcentrer peut vous empêcher d'accéder au plaisir ou même inhiber tout désir. Par exemple, si vous avez un enfant malade ou beaucoup de soucis professionnels, votre esprit sera accaparé par ces problèmes et plus où moins réfractaire aux activités sexuelles. Toutes les formes de préoccupations ou de problèmes personnels sont des ennemis de votre sexualité. Pendant le rapport lui-même, des bruits inopportuns ou une réflexion intempestive peuvent vous déconcentrer, vous perturber et vous empêcher d'atteindre l'orgasme.

Quelles sont les causes psychologiques profondes de l'insatisfaction sexuelle chez la femme ?

Les causes les plus profondes de la frigidité trouvent leurs racines dans les arcanes de la personnalité et les inhibitions socioculturelles, l'éducation. La sexualité féminine a été longtemps occultée et il y a relativement peu de temps que les femmes revendiquent le droit au plaisir et expriment leurs sensations. Beaucoup sont encore réservées, résignées, manquent de confiance en elles et sont mal à l'aise vis-à-vis de leur corps et de leur sexualité, qu'elles répriment. Ainsi, plusieurs enquêtes ont montré que les cas de frigidité se recrutent préférentiellement parmi les femmes qui ne se sont jamais livrées à la masturbation.

Comme pour le vaginisme, des expériences sexuelles antérieures malheureuses, douloureuses ou psychologiquement traumatisantes peuvent entraîner une frigidité.

Existe-t-il des causes organiques de l'insatisfaction sexuelle chez la femme ?

Les causes organiques de l'absence de désir et/ou de plaisir sont moins fréquentes : ce sont les maladies graves au long cours, toutes les altérations de l'état général avec asthénie ou encore les dépressions nerveuses.

Quel est le rôle du partenaire dans l'insatisfaction sexuelle féminine ?

En cas d'insatisfaction sexuelle féminine, le partenaire masculin joue un rôle important. En effet, la femme frigide a honte d'exprimer son désir et son plaisir qu'elle refoule. Un climat intime et complice, de liberté et de confiance est nécessaire à la levée de ses inhibitions et à la libération de son potentiel sexuel. Si certaines insatisfactions s'installent à cause de partenaires maladroits, bon nombre de frigidités s'amendent avec la rencontre d'un partenaire « libérateur ».

Le dialogue, la relaxation, l'exploitation de toutes les zones et situations érogènes, la psychothérapie contribuent à réconcilier la femme insatisfaite avec son corps et sa sexualité.

Les difficultés sexuelles chez l'homme

Quel est le « nouveau » rôle sexuel des hommes ?

Toujours attentif, même s'il n'en laisse rien paraître, à sa virilité et à ses « performances », l'homme peut aussi connaître certaines difficultés sexuelles et des situations d'échec.

Autrefois maître incontesté des rapports sexuels, dont il décidait seul des modalités, de la durée ou de la fréquence, l'homme se trouve désormais confronté à une femme « libérée » qui exprime ses désirs et revendique son droit au plaisir, le mettant ainsi face à une angoissante obligation de performance. Devant cette redéfinition du rôle de chaque partenaire, cette redistribution des cartes des jeux de l'amour, la communication dans le couple prend une importance capitale et impérieuse.

Qu'est-ce que l'éjaculation précoce ?

L'éjaculation précoce concerne souvent de « jeunes loups » inexpérimentés et pressés qui éjaculent avant d'avoir procuré un quelconque plaisir à leur partenaire, parfois même avant toute pénétration. Hypersensible, émotif et anxieux, l'éjaculateur précoce n'arrive pas à maîtriser son excitation sexuelle. La patience de sa partenaire frustrée peut rapidement laisser place à une agressivité revendicatrice qui envenime la situation.

Peut-on traiter l'éjaculation précoce ?

Oui. Le traitement de l'éjaculateur précoce repose sur une rééducation qui nécessite la coopération active de sa partenaire. Au début, les exercices se feront sans pénétration. Celle-ci ne sera autorisée que lorsqu'une certaine maîtrise sera atteinte. Les résultats de la « rééducation » d'une éjaculation précoce sont habituellement bons et souvent rapidement obtenus.

Qu'est-ce qu'un trouble de l'érection, une impuissance ?

L'impuissance recouvre tous les troubles de l'érection. Elle peut être primaire (l'homme n'a jamais pu avoir de rapport avec pénétration), ou secondaire, plus tardive. Le pénis peut rester en permanence à l'état flaccide ou, plus souvent, l'érection existe mais elle ne peut se maintenir ou sa rigidité est insuffisante pour autoriser une pénétration.

Quelles sont les causes organiques de l'impuissance ?

Elles ont le plus souvent une origine vasculaire, artérielle ou veineuse... Le diabète, certains traitements contre la dépression ou l'hypertension artérielle peuvent aussi affaiblir l'érection. La thérapeutique des troubles organiques qui sont sources d'impuissance est souvent possible mais pas aisée. Elle s'associe toujours à des conseils d'hygiène de vie et alimentaires destinés à lutter contre la surcharge pondérale, la sédentarité par la pratique d'une activité physique régulière, à éviter les excès alimentaires, de tabac et d'alcool, à limiter les stress et le surmenage. Des médicaments peuvent améliorer l'érection en augmentant le flux sanguin au niveau du pénis.

Quelles sont les causes psychologiques de l'impuissance ?

Elles sont beaucoup plus fréquentes. L'érection masculine est un phénomène complexe et parfois fragile. On pensera à une cause psychologique si l'érection se révèle insuffisante ou retombe dès qu'il s'agit de pénétrer une partenaire alors qu'il existe des érections matinales à la rigidité satisfaisante, habituelles chez les hommes. L'impuissance psychologique trouve souvent son origine dans une « panne », incident qui guette un jour ou l'autre tous les hommes. Inquiet, angoissé devant ce qui ne devait être qu'un incident de parcours, l'homme fait alors rapidement une nouvelle tentative en surveillant son érection : c'est le meilleur moyen d'échouer à nouveau. En effet, l'érection nécessite une certaine détente psychologique. N'obéissant pas à la volonté, elle ne peut ni se commander ni se réprimer. Ce nouvel échec et tous ceux qui peuvent suivre vont enfoncer chaque fois un peu plus le malheureux dans ses difficultés et ses appréhensions.

Quel rôle joue la partenaire dans les troubles de l'érection et leur prise en charge ?

La partenaire va jouer un rôle essentiel dans l'amélioration ou l'aggravation des troubles, la revendication et l'agressivité constituant la plus mauvaise politique. La « rééducation » et la « guérison » de l'homme ayant des difficultés nécessitent une partenaire patiente, attentive et compréhensive. Elle peut passer par un certain nombre d'exercices pendant lesquels, au départ, toute pénétration est interdite de façon à délivrer l'homme en difficulté d'une angoissante obligation de performance, génératrice d'échec. Plusieurs formules thérapeutiques et de psychothérapie ont été proposées. Si vous connaissez ce genre de problème, parlez-en à votre médecin qui, après avoir éliminé une cause organique, pourra, si besoin est, vous diriger vers un confrère plus spécialisé dans ce type de prise en charge.

La contraception

Généralités

Quelle est l'influence de la contraception sur la sexualité humaine ?

« Un enfant si je veux », vous a-t-on promis. La contraception fait partie des grands bouleversements de notre société de ces dernières décennies. Elle vous permet de contrôler votre fécondité et de planifier vos grossesses. Cette liberté nouvelle a aussi profondément modifié nos comportements sexuels et les relations entre les hommes et les femmes. En supprimant la hantise de la grossesse non désirée qui a perturbé, inhibé, des générations et bien des sexualités féminines, elle a permis de dissocier l'amour-reproduction de l'amour-plaisir, mais elle a aussi chargé les femmes d'une nouvelle responsabilité, pas toujours facile à assumer.

Y a-t-il une méthode de contraception idéale ?

Il n'y a pas de méthode contraceptive idéale qui conviendrait tout au long de leur vie à toutes les femmes. Il existe une grande diversité de méthodes contraceptives permettant de chercher une réponse satisfaisante à toutes les situations de l'existence. Votre médecin vous aidera à trouver une solution personnalisée, adaptée à vos besoins et à vos souhaits, qui peuvent évoluer au cours de votre existence. Le meilleur choix varie avec chaque femme en fonction de son âge, son terrain, son désir d'enfant ou encore de sa sexualité.

Quelles sont les qualités d'une bonne méthode de contraception ?

Une bonne méthode de contraception est une méthode avant tout efficace, car tout échec se traduit par une grossesse non désirée et souvent une IVG. Elle doit être bien tolérée, car des effets secondaires trop importants conduisent à l'abandon, d'observance aisée (facile à suivre) et bien acceptée car vous devez adhérer à son choix. Elle doit être aussi bien comprise, votre médecin vous ayant informé sur son mode d'action, ses avantages, ses inconvénients et la gestion d'éventuels petits incidents. Enfin, elle doit être réversible. La réversibilité caractérise la contraception et l'oppose à la stérilisation qui, elle, doit être considérée comme définitive.

Quelles sont les méthodes contraceptives les plus employées en France ?

La pilule œstroprogestative, avec ses 5 000 000 d'utilisatrices, et le stérilet – près de 2 000 000 de femmes en sont porteuses – sont de très loin les méthodes les plus employées en France. Quatre femmes sur cinq suivant une contraception adoptent une de ces deux méthodes. Il est normal que dans cet ouvrage la plus grande place leur soit consacrée.

Les méthodes d'abstinence périodique

Quel est le principe des méthodes d'abstinence périodique ?

Ces méthodes d'observation naturelles ont pour principe commun d'éviter les rapports sexuels durant la période de fécondité. Celle-ci comprend le jour de l'ovulation et les trois jours qui la précèdent. En effet, les spermatozoïdes peuvent rester vivants et fécondants pendant environ trois jours dans les voies génitales féminines alors que l'ovule meurt de solitude dans les vingt-quatre heures s'il n'est pas fécondé.

Les méthodes d'abstinence périodique sont-elles efficaces ?

Si elles sont naturelles et ne perturbent aucune fonction physiologique, ces méthodes d'abstinence périodique peuvent se révéler assez contraignantes et souvent aléatoires. Elles sont plutôt à considérer comme un moyen d'espacement des naissances car elles ne sont pas des méthodes contraceptives très fiables.

Qu'est-ce que la méthode Ogino ?

Du nom du médecin japonais qui l'a mise au point, elle consiste, par de savants calculs basés sur la durée des cycles des douze derniers mois, à déterminer une période « interdite » en prenant une certaine marge de sécurité. Plus les cycles sont irréguliers, plus la période d'abstinence sera longue.

En outre, une ovulation très en avance ou au contraire décalée, à la suite d'un stress par exemple, peut prendre facilement cette méthode en défaut.

Qu'est-ce que la méthode des températures ?

Son principe consiste à déterminer la date de l'ovulation grâce à la courbe de température prise quotidiennement le matin avant de mettre le pied par terre et à interdire tout rapport avant le troisième jour du plateau thermique, c'est-à-dire trois jours après l'ovulation.

Mais, si en principe le jour de l'ovulation est signalé par la température la plus basse avant le décalage thermique, certaines courbes sont difficilement interprétables et peuvent prêter à confusion.

On peut également constater qu'il s'agit d'une méthode sévère, particulièrement austère, avec une période d'abstinence très longue, durant plus de la moitié du cycle menstruel (toute la première partie du cycle et les deux premiers jours de la phase lutéale).

Qu'est-ce que la méthode Billings ?

Cette méthode, du nom du couple de médecins australiens qui l'a préconisée, est basée sur l'auto-observation de la glaire cervicale qui est maximale au moment de l'ovulation. Les rapports sont interdits dès l'apparition de la glaire et jusqu'au troisième jour suivant son abondance maximale. Là encore, la période d'abstinence est longue et cette méthode suppose une bonne connaissance de son corps et une absence de confusion entre la glaire et les autres sécrétions vaginales.

La pilule[1]

Depuis quand la pilule existe-t-elle et a-t-elle beaucoup changé ?

Expérimentée pour la première fois en 1955, autorisée en France depuis 1967, la pilule est maintenant quinquagénaire et a beaucoup changé. En effet, les laboratoires n'ont eu de

1. Nous employons le terme « pilule » pour parler de la pilule œstroprogestative.

cesse d'améliorer la tolérance clinique et biologique à la pilule, tout en lui conservant cette efficacité quasi totale qui constitue son point fort.

L'amélioration de la tolérance s'est effectuée par deux voies : une diminution considérable des quantités d'hormones utilisées, et la mise au point de progestatifs très puissants autorisant l'usage de faibles doses. Ainsi, depuis la première pilule de 1955, l'Enovid, les doses d'œstrogènes utilisées ont pu être divisées jusqu'à sept fois. Quant au progestatif, un seul comprimé d'Enovid en contenait plus que la totalité d'une plaquette de certaines pilules actuelles.

Que contient une pilule ?

Chaque comprimé contient un œstrogène et un progestatif de synthèse.

L'œstrogène est toujours le même : c'est l'éthynil-œstradiol, dosé de 15 à 50 microgrammes par pilule suivant la marque (cette dose est indiquée sur chaque boîte). Le progestatif est aussi une hormone de synthèse ; il est dérivé de la progestérone dont il « mime » les effets. La nature du progestatif et sa dose varient suivant le laboratoire pharmaceutique. On a conçu les pilules pour reproduire artificiellement un cycle normal de vingt-huit jours.

Quelles sont les doses minimales d'œstrogènes contenus dans une pilule ?

Avec les années et les progrès de la recherche médicale, ces doses ont été considérablement réduites :

- 1955 : 150 microgrammes de mestranol
- 1960 : 75 microgrammes de mestranol
- 1964 : 50 microgrammes d'éthynil-œstradiol
- 1974 : 30 microgrammes d'éthynil-œstradiol

- 1990 : 20 microgrammes d'éthynil-œstradiol
- 1999 : 15 microgrammes d'éthynil-œstradiol

Qu'appelle-t-on minipilules ?

Les pilules dites « minidosées » ou « minipilules » sont les pilules qui contiennent de faibles doses d'œstrogènes, soit de 15 à 30 microgrammes d'éthynil-oestradiol.

Qu'appelle-t-on micropilules ?

On appelle « micropilules » les pilules contenant uniquement un progestatif à faibles doses sans œstrogènes. Ce terme ne s'applique pas aux pilules œstroprogestatives.

Qu'est-ce que le « climat hormonal » d'une pilule ?

L'équilibre entre les deux composants de la pilule crée un « climat hormonal » qui varie d'une pilule à l'autre. Il existe entre les pilules une certaine hiérarchie hormonale que votre médecin connaît.

Quels sont les différents types de pilules ?

Suivant la dose d'œstrogène et ses éventuelles variations en fonction du cycle, on distingue différentes formules de pilules. Une vingtaine de marques sont commercialisées en France avec, en plus, un certain nombre de génériques.

Quand la formule et la couleur de chaque comprimé sont identiques tout au long de la plaquette, on parle de pilule monophasique. Quand la dose augmente en seconde partie de cycle, on dit que la pilule est biphasique. La pilule biphasique la plus connue tire d'ailleurs son nom de cette particularité : en effet, « Adépal » est la contraction de « à deux paliers ». Enfin, quand il existe trois paliers hormonaux, on parle de pilule triphasique.

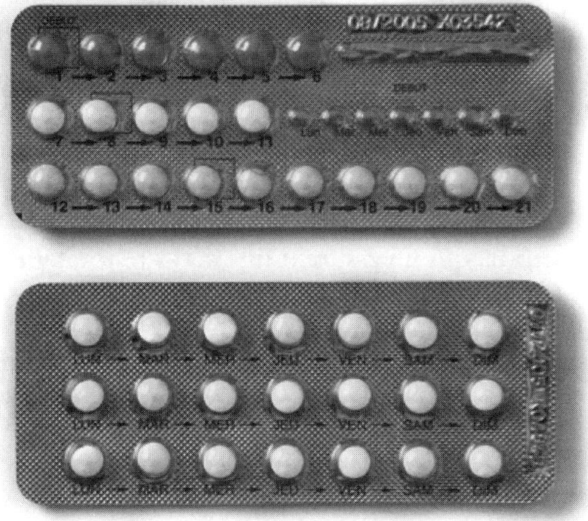

1

2

1. une plaquette triphasique avec des pilules de 3 dosages différents.
2. une plaquette monophasique avec 21 pilules identiques.

Différents types de pilules

Comment trouver la bonne pilule ?

Si de nombreuses femmes supportent pratiquement toutes les formes de pilules, d'autres sont contraintes d'en changer plusieurs fois avant de trouver celle qui leur convient. Plus rarement, elles n'en tolèrent aucune et doivent se rabattre vers une autre formule contraceptive. Votre médecin connaît les particularités et le climat hormonal des différentes pilules ; il pourra vous conseiller la mieux adaptée à votre morphologie. En cas d'intolérance, il vous orientera vers une pilule à climat hormonal ou à dosages différents. Par exemple, vous pouvez vous sentir mal à l'aise, gonflée, nerveuse avec une minipilule à climat œstrogénique, et beaucoup mieux avec une pilule normodosée à climat progestatif ou mixte.

Quel est le mode d'action de la pilule ?

La pilule associe trois modes d'action, trois « verrous » contraceptifs qui lui assurent une sécurité totale si, toutefois, elle est prise régulièrement :

- Elle bloque l'ovulation et le fonctionnement des ovaires qui se trouvent mis au repos : c'est le mécanisme primordial. Les hormones contenues dans la pilule se substituent donc aux hormones sécrétées par les ovaires.
- La glaire cervicale devient épaisse et peu abondante, s'opposant à la pénétration des spermatozoïdes. Sécrétée par les glandes du col utérin, la glaire est un liquide normalement clair, visqueux, d'abondance maximale au moment de l'ovulation et dont la présence est nécessaire à l'ascension des spermatozoïdes.
- L'endomètre (couche de tissus qui tapisse l'intérieur de la cavité utérine) devient mince et inapte à la nidation d'un œuf.

Est-ce que toutes les jeunes femmes qui le souhaitent peuvent prendre la pilule et pourquoi faut-il consulter un médecin ?

Il existe des contre-indications à la prise de la pilule œstroprogestative, même minidosée. Surtout cardiovasculaires et fort heureusement rares dans une population jeune,

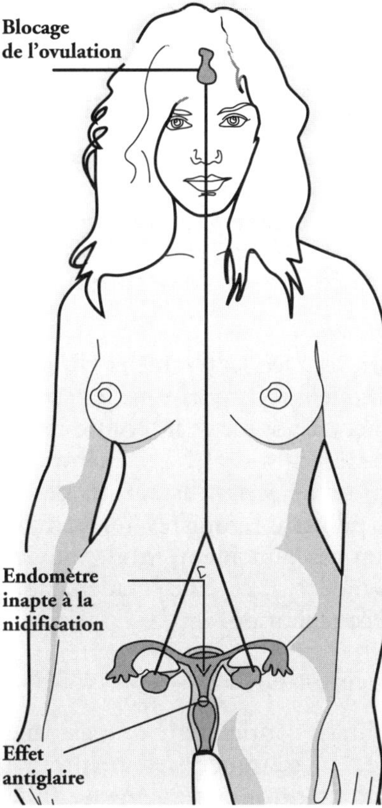

Les trois « verrous » contraceptifs de la pilule

elles sont absolues : antécédents de phlébite, d'embolie pulmonaire, hypertension artérielle, cancer du sein… D'autres contre-indications sont dites « relatives » et à discuter cas par cas, comme les anomalies lipidiques ou le tabagisme. Il est donc normal de consulter avec un examen gynécologique et général comprenant la prise de la tension artérielle, le contrôle du poids et de l'état veineux ainsi que de faire un bilan sanguin avant la prise d'une pilule. Après vous avoir examinée, votre médecin pourra choisir parmi la vingtaine de marques de pilules à sa disposition et vous donner des informations complémentaires sur la contraception. Il pourra aussi faire des frottis de dépistage si vous avez déjà débuté une activité sexuelle depuis plusieurs mois.

Quelle surveillance doit-on faire chez une femme sous pilule ?

Les consultations avec les examens cliniques (au bout de trois mois la première fois, puis tous les six mois ou tous les ans) sont destinées à apprécier la bonne tolérance et le bon suivi de la contraception orale. Les examens biologiques (le bilan glucidolipidique) sont plus espacés dès que deux bilans avant puis sous pilule se seront révélés normaux. Entre deux consultations, en cas d'incident, vous pouvez toujours téléphoner à votre médecin, chaque incident ne nécessitant pas forcément une consultation.

La pilule augmente-t-elle le risque cardiovasculaire ?

Toutes les pilules contiennent une association d'hormones de synthèse, un œstrogène et un progestatif, qui peut majorer le risque de thrombose veineuse (phlébite) et celui, plus rare mais plus grave, de thrombose artérielle (infarctus du myocarde ou accident vasculaire cérébral). Ces risques sont très faibles au niveau individuel mais, compte tenu du grand nombre de femmes sous pilule (5 000 000 environ en France), cela n'est pas négligeable au niveau d'une population. Il est donc normal que les médecins soient particulièrement prudents en respectant les précautions d'emploi et toutes les contre-indications à la prescription de la pilule.

En quoi l'association pilule + tabac constitue-t-elle une liaison dangereuse ?

Le tabagisme représente un facteur de risque vasculaire majeur. L'association tabac + pilule constitue une liaison dangereuse de deux facteurs qui ne s'additionnent pas mais se multiplient. On ne saurait trop recommander aux jeunes filles d'arrêter de fumer avant de prendre la pilule. Par ailleurs, la dangerosité augmentant avec l'âge, le tabagisme devient une contre-indication à la prise de la pilule après trente-cinq ans. Après cet âge, suivez donc les conseils prudents de votre médecin qui peut vous aider médicalement à arrêter de fumer. Sinon, il faudra avoir recours à une autre méthode de contraception, comme le stérilet ou une forme de pilule exclusivement progestative, mais qui peut avoir des inconvénients, comme celui de perturber les cycles menstruels.

Quand commencer la pilule la première fois ?

Il faut prendre la première pilule de votre première plaquette le premier jour de vos prochaines règles.

Comment prendre la pilule ?

La plupart des pilules commercialisées comprenant vingt et un comprimés, il faudra donc prendre une pilule chaque jour pendant trois semaines puis arrêter exactement une semaine pendant laquelle vont survenir vos règles et recommencer avec la plaquette suivante, même si les saignements ne sont pas terminés. Si vous avez commencé votre plaquette un lundi, par exemple, vous arrêterez toujours un dimanche, trois semaines plus tard et recommencerez toujours un lundi, quatre semaines plus tard. Il existe aussi des plaquettes contenant vingt-huit pilules, dont quatre à sept comprimés placebos, à prendre en continu, ce qui limite le risque d'oubli au moment de la reprise. Le début de chaque nouvelle plaquette tombera aussi toujours le même jour de la semaine.

À partir de quand la pilule est-elle efficace ?

La pilule est efficace dès le départ, dès que vous entamez la première plaquette.

La pilule est-elle efficace pendant la semaine d'arrêt ?

La pilule est efficace en permanence, même pendant la semaine d'arrêt.

Que deviennent les règles sous pilule ?

La prise de pilule met vos ovaires au repos. Les sécrétions hormonales ovariennes physiologiques sont alors remplacées par les hormones de synthèse de la pilule. Sous pilule, l'endomètre – couche de tissus qui tapisse la cavité utérine et dont la desquamation régulière va donner les règles – prolifère moins que lors d'un cycle naturel. Dès les premières plaquettes de pilule, il est habituel de constater une diminution des règles, en durée et surtout en abondance. Ce sont des règles artificielles. Avec les mois ou les années, les règles peuvent encore s'amenuiser.

Avec ma pilule, mes règles sont très faibles, comme de simples traces, est-ce normal ?

Chez certaines femmes et avec certaines pilules, il peut ne survenir que des traces de sang, surtout après une longue durée de prise. De temps en temps, il peut y avoir même une absence totale de saignements : si vous avez pris régulièrement votre pilule cela n'est pas inquiétant, mais parlez-en avec votre médecin.

Faut-il arrêter la pilule de temps en temps ?

En l'absence de signes d'intolérance et si vous désirez toujours une contraception, il n'y a pas de raisons médicales d'arrêter la pilule. On peut donc poursuivre la pilule plusieurs années sans interruption.

Combien de temps faut-il arrêter la pilule avant d'envisager une grossesse ?

L'action de la pilule est réversible et cela quelle que soit sa durée d'utilisation. Vous pouvez envisager une grossesse dès l'arrêt de la pilule. Les délais de un à trois mois que l'on entend parfois préconiser ne sont pas médicalement fondés.

Si une grossesse survient dès l'arrêt de la pilule, y a-t-il plus de risque de fausse couche ?

Aucune étude n'a pu montrer une augmentation de la fréquence des anomalies ou des fausses couches, ou encore des grossesses multiples chez les femmes ayant débuté une grossesse dès l'arrêt de la pilule. D'ailleurs, lorsqu'une femme se retrouve enceinte sous pilule parce qu'elle l'a oubliée et qu'elle conserve sa grossesse, celle-ci se déroule sans problème particulier.

La pilule peut-elle rendre stérile ?

La pilule ne rend pas stérile. Si vous étiez fertile avant la prise de la pilule, vous le serez très probablement quand vous l'arrêterez et désirerez une grossesse. Il faut savoir cependant qu'à l'arrêt de la pilule les premiers cycles peuvent être irréguliers, surtout si vous étiez mal réglée auparavant, et qu'il est tout à fait normal de devoir patienter quelques mois avant qu'une grossesse ne survienne.

Que faire en cas d'oubli de pilule ?

La pilule œstroprogestative classique doit être prise à peu près au même moment tous les jours de la plaquette. La tolérance de retard de prise est cependant de douze heures.

- Si l'oubli est inférieur à douze heures : prendre la pilule oubliée dès que l'on s'en aperçoit puis continuer jusqu'à la fin de la plaquette à l'horaire habituel. Il n'y a aucun risque.
- Si l'oubli est supérieur à douze heures : la pilule peut conserver une certaine efficacité mais celle-ci n'est alors plus garantie à 100 %, comme elle l'est avec une prise régulière. Si vous avez oublié une seule pilule, le risque est minime mais n'est pas nul, surtout si l'oubli est survenu en début de plaquette. Il faut prendre la pilule oubliée dès que l'on s'en aperçoit (on peut ainsi prendre deux pilules en une seule fois sans problème) puis continuer normalement jusqu'à la fin de la plaquette mais en prenant des précautions contraceptives complémentaires jusqu'aux prochaines règles.

Que se passe-t-il si on oublie la pilule plusieurs fois le même mois ?

D'abord, la sécurité contraceptive n'est plus garantie. Par ailleurs, en cas d'oublis répétés, des saignements peuvent survenir en cours de plaquette.

Comment prendre la pilule avec un décalage horaire ?

Si vous partez pour un séjour d'assez longue durée, le plus simple est d'adapter, dès l'arrivée, l'horaire de prise de votre pilule à celui du pays de destination. Avec la pilule œstroprogestative, le délai de décalage de prise toléré pour conserver une efficacité totale étant de douze heures, il correspond donc au maximum de décalage horaire possible. Selon le sens du décalage horaire, vous serez donc amenée à prendre, soit deux pilules en moins de vingt-quatre heures, soit avec plus de vingt-quatre heures (jusqu'à trente-six heures maximum) de décalage entre deux prises.

Si vous ne partez que pour deux ou trois jours, le plus simple est de poursuivre la prise à l'heure française habituelle.

Comment faire pour ne pas oublier sa pilule ?

En prenant votre pilule de façon irrégulière ou anarchique, vous perdez le principal bénéfice de ce mode de contraception : son efficacité à 100 %. Compte tenu de sa triple action contraceptive (blocage de l'ovulation, action antiglaire et effet sur l'endomètre), votre pilule conserve une certaine efficacité, mais un accident devient possible, même s'il ne vous est encore rien arrivé. Pour limiter le risque d'oubli, vous pouvez choisir l'horaire et l'endroit les plus commodes à mémoriser, par exemple sur votre table de nuit ou à côté de la brosse à dents dans la salle de bains. Vous pouvez aussi faire sonner votre portable à heure fixe. Si vous restez une grande « oublieuse », mieux vaut envisager une autre méthode de contraception.

Si, par erreur, on prend deux pilules le même jour, que va-t-il se passer ?

Il ne se passera rien. Continuez à prendre régulièrement votre pilule jusqu'à la fin de la plaquette en cours. La fin de la plaquette puis les règles surviendront un jour en avance. Ensuite, vous arrêterez sept jours, comme d'habitude, puis reprendrez votre pilule. Le jour de la reprise sera donc désormais situé un jour plus tôt dans la semaine.

Quand surviennent les règles avec la pilule ?

Les règles qui surviennent lors de la prise de la pilule sont des règles artificielles, factices. Les médecins parlent de saignements de « privation », car ils arrivent pendant la semaine d'arrêt, période de « privation », hormonale. Habituellement, ces règles surviennent deux à trois jours après la dernière pilule, parfois un peu plus tard, mais presque toujours de la même façon chez la même femme qui peut donc prévoir de façon très précise lorsqu'elle va saigner.

Peut-on déplacer la date des règles avec la pilule ?

Déplacer la date des règles avec la pilule peut se faire de façon ponctuelle pour convenance personnelle : pour des vacances, une randonnée, passer un examen ou encore une compétition sportive. Si vous avez une pilule dont les comprimés sont tous de la même couleur, donc identiques, vous pouvez, avec l'accord de votre médecin, l'arrêter quelques jours avant la fin de la plaquette ou la poursuivre quelques jours après en piochant sur une autre plaquette (dont vous ne vous servirez plus) et déplacer ainsi la date de vos règles. Il faudra reprendre une nouvelle plaquette une semaine après l'arrêt et donc votre jour de reprise dans la semaine sera modifié. On peut même prendre deux plaquettes à la suite, mais cela peut parfois entraîner une sensation d'inconfort ou de petits saignements.

Peut-on continuer la pilule après quarante ans ?

Si vous le souhaitez et si vous la supportez bien, vous pourrez poursuivre votre contraception orale par pilule au-delà de l'âge de quarante ans et même jusqu'à cinquante ans si vous êtes en bonne santé, non fumeuse, avec une tension artérielle normale et un bilan biologique normal. Après quarante ans, le confort intime que procure la pilule avec ses cycles très réguliers et ses règles peu abondantes et indolores est souvent particulièrement apprécié par les femmes qui parfois demandent à la poursuivre même en l'absence de relations sexuelles.

Faut-il arrêter la pilule lors d'une opération ?

La pilule œstroprogestative augmente le risque de thrombose veineuse. D'une façon générale, les chirurgiens et les anesthésistes préfèrent donc suspendre sa prise lors d'une intervention chirurgicale, surtout si c'est une opération à risque plus élevé de phlébite et/ou entraînant un alitement prolongé. La suspension de la pilule est alors le plus souvent limitée au mois encadrant l'intervention et les suites opératoires.

Pourquoi certaines pilules ne sont-elles pas remboursées ?

Certaines pilules contenant des progestatifs de troisième génération et les plus faibles doses d'œstrogènes sont plus onéreuses que les autres et ne sont effectivement pas, ou pas encore, prises en charge par l'assurance-maladie. Le fait que votre pilule ne soit pas remboursée ne signifie certainement pas qu'il s'agit d'une pilule de mauvaise qualité. Le non-remboursement est plutôt le résultat d'un défaut d'entente sur un montant de remboursement entre le laboratoire fabricant et la Sécurité sociale.

Le prix des pilules non remboursées est-il le même partout ?

Le prix des pilules non remboursées n'est pas fixe et peut varier d'une pharmacie à l'autre, y compris dans la même ville. Par ailleurs, la plupart des pilules non remboursées ont déjà des génériques moins coûteux.

Qu'est-ce qu'un médicament générique ?

Le médicament générique est équivalent au médicament de référence. Sa composition en principes actifs est strictement la même. Seuls le ou les excipients peuvent être différents.

Les médicaments et les pilules génériques sont-ils aussi sûrs que les médicaments de référence ?

La commercialisation d'un générique est soumise, comme tout médicament, à l'AMM (Autorisation de mise sur le marché) délivrée par les autorités de santé. Le générique est aussi soumis aux mêmes contrôles. Il est pris en charge par l'assurance-maladie au même taux que le médicament de référence.

Si on passe de la pilule au stérilet, les règles vont-elles changer ?

Avec la pilule, vous avez des règles factices, très régulières, peu abondantes et habituellement indolores mais pour cela, la pilule nécessite une prise quotidienne et régulière. Le stérilet ne bloque pas l'activité ovarienne comme la pilule. Vous allez retrouver votre cycle normal, mais celui-ci sera probablement moins régulier que sous pilule et vos règles pourront redevenir douloureuses. Par ailleurs, avec le stérilet les règles augmentent généralement en durée et en abondance. Elles peuvent être précédées et suivies de plusieurs jours de « traces » imposant une protection. Quand elles durent trop, ces règles fatiguent et agacent beaucoup de femmes. Maintenant, un stérilet bien toléré est un stérilet qui se fait oublier et donne un sentiment de liberté, épargnant la prise quotidienne de la pilule, qui peut finir par être jugée contraignante.

Quels sont les avantages de la pilule ?

Ses avantages font de la pilule la première méthode contraceptive en France. Ils tiennent en deux mots : efficacité et confort.

- Une efficacité à 100 %. À condition, bien entendu, qu'elle soit prise régulièrement. Certains médicaments, assez rarement prescrits, peuvent en diminuer l'efficacité.
- Des cycles réguliers. Sous pilule, vous serez réglée « comme une horloge ». Fini les règles inopinées. Il est même possible, en poursuivant la prise de la pilule au-delà de la plaquette, de déplacer la survenue des règles afin qu'elle ne se produise pas pendant un examen ou un week-end, par exemple. Pour cela, demandez à votre médecin comment procéder.
- Des règles non douloureuses, plus courtes et moins abondantes. La quasi-totalité des dysménorrhées cèdent sous pilule : fini les « mauvais jours », les crampes, les douleurs pelviennes et lombaires, les malaises… Fini aussi les règles traînantes ou hémorragiques qui pouvaient fatiguer et limiter les activités sociales. Même sans activité sexuelle, beaucoup de femmes poursuivent la pilule pour le confort menstruel qu'elle leur procure.
- Une amélioration de la peau et de l'acné, particulièrement appréciée des jeunes femmes. Il faut pour cela prendre une pilule contenant certains progestatifs dont l'efficacité cutanée est reconnue.
- Une diminution du risque ultérieur de cancers de l'endomètre et de l'ovaire. En évitant l'hyperplasie (épaississement) endométriale qui constitue le principal facteur de risque de cancer de l'endomètre, la pilule combinée diminue sa fréquence de moitié. On sait aussi qu'elle diminue l'incidence du redoutable cancer de l'ovaire.

Quelles sont les causes hormonales de l'acné ?

L'acné, qui s'accompagne souvent d'une peau grasse, la séborrhée, est en grande partie sous influence hormonale comme en témoignent son apparition à l'adolescence et sa fréquente recrudescence en période prémenstruelle. Au moment de la puberté et dans les années qui suivent, la production d'hormones mâles, les androgènes, par les ovaires et les glandes surrénales peut entraîner une séborrhée abondante et de l'acné. Il n'existe pas de production anormale d'hormones mâles, mais une hypersensibilité des follicules pilosébacés aux androgènes chez certaines femmes.

La pilule peut-elle améliorer la peau et l'acné ?

La pilule peut lutter contre les effets des hormones mâles de trois façons : en freinant la sécrétion des androgènes, en limitant le taux de testostérone active et en bloquant le récepteur des androgènes avec un progestatif anti-androgénique.

La pilule contient deux hormones : un œstrogène, toujours l'éthinyl-estradiol, et un progestatif qui varie suivant les pilules. Les anciennes pilules avec les anciens progestatifs pouvaient provoquer ou aggraver l'acné. Les nouveaux progestatifs n'ont habituellement pas cet inconvénient. Il existe une pilule qui porte le nom d'une déesse et qui a obtenu le label « traitement de l'acné » des autorités de santé. Elle contient un progestatif particulier, l'acétate de cyprotérone, qui empêche les androgènes d'agir au niveau du follicule pilosébacé en prenant leur place. Cette pilule n'est pas remboursée mais elle a désormais plusieurs génériques. Une autre pilule, contenant un progestatif appelé norgestimate, a aussi obtenu le label officiel : « traitement de l'acné ».

Pourquoi faut-il bien respecter les contre-indications de la pilule ?

Le risque vasculaire de la contraception orale œstroprogestative (risque de thrombose veineuse, comme une phlébite ou de thrombose artérielle, encore plus rare mais grave) est très faible mais existe avec toutes les pilules, même minidosées. Les chercheurs se sont efforcés de réduire ce risque en mettant au point des pilules de plus en plus faiblement dosées en hormones et contenant des nouveaux progestatifs.

Ce danger concerne surtout des femmes présentant déjà d'autres facteurs de risque vasculaire que la pilule vient potentialiser. C'est la raison pour laquelle il importe de respecter scrupuleusement les contre-indications vasculaires et métaboliques de la contraception orale œstroprogestative. Parfois, la pilule peut aussi mettre en évidence un risque jusqu'ici latent : ainsi, l'apparition d'une hypertension artérielle sous pilule doit conduire à l'abandon de cette forme de contraception. De même, l'apparition de migraines ou de maux de tête importants et inhabituels sous pilule impose son arrêt immédiat.

Le tabac représente un facteur de risque vasculaire majeur et l'association tabac + pilule constitue une liaison dangereuse de deux facteurs qui ne s'additionnent pas mais se multiplient, majorant ainsi considérablement le risque vasculaire.

La pilule entraîne-t-elle un risque de cancer du sein ?

Concernant le cancer du sein, de nombreuses études internationales ont trouvé une légère augmentation du risque. Cette augmentation est transitoire et disparaît dix ans après l'arrêt de la contraception orale. La surveillance clinique plus régulière des femmes sous contraception orale pourrait jouer un rôle important dans l'augmentation du nombre de cancers du sein diagnostiqués. « Les données publiées ne sont pas de nature à remettre en cause l'utilisation des contraceptifs oraux, dont les bénéfices sont nettement supérieurs aux risques éventuels », nous disent les autorités de santé. Par ailleurs, nous avons vu que la pilule diminue le risque de cancer de l'ovaire et de l'utérus (endomètre).

Que reproche-t-on à la pilule ?

On a reproché à la pilule de bloquer les cycles physiologiques. Elle ne protège pas contre les maladies sexuellement transmissibles, comme le préservatif, mais chaque femme peut toutefois utiliser une protection complémentaire transitoire en cas de rapports « douteux ». En réalité, on lui reproche la contrainte de sa prise quotidienne au long cours. Souvent, au bout de plusieurs années, de nombreuses femmes évoquent une certaine lassitude de cette prise quotidienne et s'adressent à une autre formule contraceptive, la plupart du temps le stérilet.

La pilule peut-elle entraîner des effets secondaires ?

Ils sont limités et beaucoup moins fréquents avec les nouvelles générations de pilules et les pilules les moins dosées, même si ces dernières ne conviennent pas à toutes les femmes.

Que signifient des pertes de sang entre les règles pendant la prise de la pilule ?

Il faut d'abord vérifier que vous n'avez pas oublié un comprimé : cela peut suffire à entraîner un saignement, surtout si votre pilule est minidosée. Si vous oubliez deux pilules de suite, une perte de sang est habituelle, même avec une pilule normodosée. En commençant à prendre la pilule, lors de la première et de la deuxième plaquette, de petites pertes de sang sont assez fréquentes et sans gravité avec les minipilules. Par la suite, tout rentre habituellement dans l'ordre. Si ce n'est pas le cas, il faudra essayer une pilule à climat hormonal plus œstrogénique ou avec un dosage supérieur. Certaines femmes saignent avec toutes les minipilules et doivent donc se tourner vers un produit plus dosé.

Peut-on prendre du poids avec la pilule ?

La prise de poids constitue la principale préoccupation, parfois même l'obsession, de la quasi-totalité des femmes face à une prescription de pilule ou de toute autre hormonothérapie. Les médecins le savent bien et y sont attentifs. Normalement, une pilule bien équilibrée et appropriée à votre morphologie ne doit pas entraîner de prise de poids. Cependant, pour vous mettre à l'abri de ce genre d'incident, surtout si vous avez une tendance naturelle à la rondeur, restez vigilante sur le plan alimentaire pendant les premières plaquettes et observez la manière dont réagit votre organisme. Il convient de supprimer, en particulier, les sucres à élimination rapide et de limiter les sucres à élimination lente.

Peut-on ressentir une tension des seins ou des gonflements sous pilule ?

Ces phénomènes témoignent probablement d'un climat hormonal de votre pilule trop œstrogénique pour vous. Organe-cible privilégié de l'action des hormones, les seins constituent un excellent témoin de la bonne tolérance clinique d'une pilule. Ces troubles congestifs doivent conduire à rechercher une pilule à climat plus progestatif.

Peut-on ressentir des nausées sous pilule ?

Elles sont beaucoup moins fréquentes depuis l'avènement des minipilules. Ces troubles digestifs sont engendrés par le travail effectué par le foie pour dégrader les composants de la pilule.

Peut-on avoir les jambes lourdes sous pilule ?

Chez les femmes prédisposées, la pilule peut accentuer des troubles veineux préexistants ou décompenser une tendance latente. Cependant, on retrouve souvent la notion de jambes lourdes avant toute prise de pilule et la maladie veineuse connaît d'autres facteurs de risque prépondérants : la prédisposition familiale génétique, les grossesses et les professions imposant une station debout prolongée. Il faut donc attendre quelques cycles d'observation avant d'incriminer la pilule et de se précipiter sur une autre formule contraceptive. La prise d'un veinotonique et/ou le port de collants de contention souple peuvent apporter un soulagement.

Pourquoi n'existe-t-il pas encore de pilule pour hommes ?

Afin que l'homme et la femme puissent partager la responsabilité de la contraception, la contraception hormonale masculine a fait l'objet d'essais, mais sa mise au point pose de difficiles problèmes médicaux.

Alors que chez la femme, il suffit de bloquer l'ovulation une fois par mois à un moment déterminé du cycle, chez l'homme, les testicules produisent en continu plusieurs dizaines de millions de spermatozoïdes par jour et cette spermatogenèse dure environ deux mois et demi. Pour obtenir un effet contraceptif, il faut bloquer ou limiter la spermatogenèse jusqu'à ce que la concentration en spermatozoïdes devienne insuffisante pour que le sperme soit fécondant. Or, ce seuil de fertilité est très bas. D'autre part, une méthode de contraception doit être réversible. À son arrêt, il faut que le sperme redevienne fécondant et sans spermatozoïdes anormaux. Enfin, la pilule pour hommes ne devrait pas affecter ni leur libido ni leur virilité. Tout cela est médicalement difficile à réaliser.

Par ailleurs, les essais de contraception hormonale masculine qui ont été entrepris ne l'ont pas été avec des comprimés mais avec des injections d'hormones à renouveler tous les deux ou trois mois, ce qui représente une méthode moins bien acceptée que les comprimés et jugée assez contraignante par les utilisateurs.

Quels sont les freins non médicaux à la contraception hormonale masculine ?

Il existe des obstacles psychologiques et socioculturels à cette forme de contraception masculine. Le rapport à la contraception et la perception des risques sont différents chez les femmes et chez les hommes car, en cas d'échec, c'est toujours la femme qui est exposée à une grossesse non désirée et qui assume une éventuelle IVG. Par ailleurs, il faut qu'une femme n'ait qu'un seul partenaire et il faudrait faire confiance à celui-ci pour le suivi de la contraception ; certains hommes seront probablement peu enclins à « avaler la pilule » ou insuffisamment disciplinés pour une prise régulière. Enfin, les moyens investis dans ces recherches sont limités.

La contraception progestative

Qu'est-ce que la micropilule progestative ?

La micropilule progestative contient de très faibles doses de progestatif. Il faut la prendre chaque jour, de façon continue, sans interruption, avec une grande discipline.

Comment agit la micropilule progestative ?

Elle agit sur la glaire cervicale qui devient imperméable aux spermatozoïdes et en modifiant l'endomètre qui n'autorise plus la nidation. Cependant, elle ne bloque pas l'ovulation.

À la différence de la pilule œstroprogestative, la micropilule progestative peut-elle être prescrite à une femme ayant fait une phlébite ?

Oui. La micropilule progestative n'a pas de contre-indications cardiovasculaires et peut être préconisée aux femmes ayant fait des accidents thromboemboliques.

Quels sont les inconvénients de la micropilule progestative ?

Ne bloquant pas l'ovulation, la micropilule progestative peut favoriser les kystes fonctionnels ovariens et ne protège pas contre les grossesses extra-utérines. Très souvent, elle entraîne des irrégularités menstruelles (petites traces de sang intermittentes) ou, au contraire, une aménorrhée persistante de longue durée.

Qu'est-ce que les progestatifs à fortes doses ?

Les progestatifs à fortes doses, utilisés trois semaines sur quatre comme les pilules œstroprogestatives, bloquent l'ovulation, en plus de leur action contraceptive sur la glaire et l'endomètre. Ils peuvent constituer une solution intéressante, surtout en préménopause, ou quand existent une mastose ou un utérus fibromateux. Les nouvelles molécules (dérivés norpregnanes) ont permis une meilleure tolérance clinique et pondérale. Ils peuvent cependant souvent entraîner des irrégularités menstruelles.

Qu'est-ce que les injections de progestatif retard ?

La contraception progestative retard par injections intramusculaires tous les deux à trois mois est une méthode d'exception, réservée à des cas isolés très particuliers. Ses indications se sont raréfiées depuis l'apparition de l'implant contraceptif.

Qu'est-ce qu'un implant contraceptif ?

L'implant contraceptif, IMPLANON, a la forme d'un petit bâtonnet de quatre centimètres de long et deux millimètres de diamètre, comme une mince allumette, qui délivre en continu une petite dose d'un progestatif.

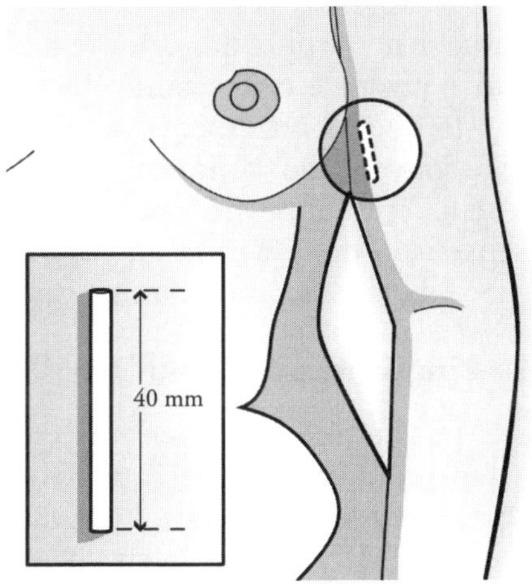

L'implant contraceptif

Comment s'effectue la pose de l'implant ?

Effectuée sous anesthésie locale, la pose est rapide (quelques minutes) et assez simple pour un médecin qui a suivi une petite formation pratique préalable. L'implant est posé sous la peau au niveau de la face interne du bras au-dessus du coude.

Quels sont le mode d'action et l'efficacité de l'implant ?

Aussi efficace que la pilule, l'implant agit en bloquant l'ovulation et en augmentant la viscosité de la glaire cervicale. Il est efficace pendant trois ans.

Quels sont les avantages de l'implant ?

Avec l'implant, il n'y a plus de problème d'observance, mais une sécurité semblable à celle de la pilule pendant trois ans.

Quels sont les inconvénients de l'implant ?

Avec l'implant, il n'y a plus de règles régulières mais des saignements qui peuvent être de nature très variée suivant les utilisatrices : fréquents ou espacés, de durée et d'abondance variables. Souvent, au contraire, s'installe une aménorrhée qui peut être appréciée par certaines femmes. Parfois aussi, en raison de la nature du progestatif, peuvent apparaître des problèmes de peau, comme une acné.

À qui s'adresse l'implant contraceptif ?

IMPLANON peut intéresser les femmes qui désirent une contraception sans contrainte, celles qui ne souhaitent pas de stérilet ou présentent des contre-indications aux œstrogènes. Son prix est de 138 euros, pris en charge à 65 % par l'assurance-maladie.

La contraception d'urgence : « la pilule du lendemain »

Qu'est-ce que la contraception d'urgence ?

La contraception d'urgence désigne les méthodes contraceptives destinées à éviter la survenue d'une grossesse après un rapport non protégé ou à la protection contraceptive douteuse. Il existe pour cela un produit hormonal : la « pilule du lendemain ». La pose d'un stérilet au cuivre est beaucoup plus rarement envisagée.

Pourquoi une contraception d'urgence ?

On peut employer la contraception d'urgence hormonale ou « pilule du lendemain » chaque fois qu'il y a eu un rapport sans précaution ou un problème de contraception, car les deux tiers des grossesses non prévues surviennent chez des femmes employant un moyen contraceptif. La contraception d'urgence ne peut se substituer à une méthode contraceptive habituelle.

Quand prendre la « pilule du lendemain » ?

Elle doit rester une contraception d'exception réservée à des situations particulières.

Les plus fréquentes sont :

- un oubli de pilule ;
- un accident de préservatif ;
- un échec de la méthode du retrait quand le partenaire n'a pu se contrôler à temps ;
- un rapport sexuel imprévu, malheureusement parfois un rapport contraint et forcé, en cas de viol ;
- un rapport sans contraception, parce que nos comportements ne sont pas toujours rationnels mais souvent émotionnels, parce qu'on croyait être dans une période non féconde, parce que c'étaient les vacances, parce qu'on était moins vigilante, parce que c'est arrivé comme ça…

Comment fonctionne la « pilule du lendemain » ?

La contraception d'urgence hormonale vise à bloquer l'ovulation ou à empêcher la nidation de l'œuf dans la cavité utérine. Elle n'est pas efficace en cas de grossesse débutante.

Comment prendre la « pilule du lendemain » ?

La « pilule du lendemain » se présente sous la forme d'un seul comprimé d'une hormone progestative appelée lévonogestrel, d'où son nom NORLEVO. Il faut la prendre le plus tôt possible après le rapport en cause et au plus tard dans les soixante-douze heures, c'est-à-dire les trois jours suivant ce rapport.

La « pilule du lendemain » est-elle efficace ?

La contraception d'urgence hormonale n'est pas efficace à 100 %. Elle est d'autant plus efficace qu'elle est utilisée précocement après le rapport non protégé. L'efficacité de la pilule du lendemain est de près de 95 % si on l'utilise rapidement et un peu moins de 60 % si on attend le troisième jour.

Comment se procurer la « pilule du lendemain » ?

NORLEVO est en vente libre, sans ordonnance, dans toutes les pharmacies, au prix de 7,60 euros et il en existe aussi un générique. Si elle est prescrite par un médecin, la « pilule du lendemain » est prise en charge à 65 % par l'assurance-maladie. On peut aussi l'obtenir dans les centres de planning familial.

Une jeune fille mineure peut-elle se procurer la « pilule du lendemain » ?

Les jeunes filles mineures peuvent acheter la « pilule du lendemain », sans ordonnance, comme toute femme. Elles peuvent se présenter dans n'importe quelle pharmacie et elle leur sera délivrée de façon anonyme et gratuite sur « simple déclaration orale ». Elles peuvent aussi se la procurer auprès de l'infirmière de leur établissement scolaire.

Peut-on acheter une « pilule du lendemain » à titre préventif ?

La « pilule du lendemain » est relativement connue des femmes, la majorité en a entendu parler, mais elle est encore relativement peu employée. Par sage mesure de précaution, on peut conseiller d'en avoir une chez soi ou lorsqu'on part en voyage à l'étranger, par exemple. Un peu comme un extincteur : on n'attend pas qu'il y ait le feu pour l'acheter et quand il y a le feu, on en a besoin tout de suite.

Après la prise de la « pilule du lendemain », est-on protégée jusqu'aux prochaines règles ?

Non et attention : la pilule du lendemain ne protège pas des rapports suivant sa prise. Après, il faudra prendre des précautions, comme l'emploi de préservatifs, jusqu'à la survenue des règles.

La « pilule du lendemain » est-elle sans danger ?

Oui, aucun cas d'accident grave n'a été signalé avec la « pilule du lendemain », c'est pourquoi elle est en vente libre. Cependant, elle peut parfois entraîner des effets secondaires, le plus souvent modérés, comme des nausées, des maux de tête ou de ventre, ou des saignements. Ces effets indésirables disparaissent généralement spontanément et rapidement.

Quand surviennent les règles après la prise de la « pilule du lendemain » ?

Le plus souvent, les règles arrivent à la date normale, mais il peut exister un décalage de quelques jours dans leur survenue. En cas de retard de cinq jours ou plus, il est conseillé de faire un test de grossesse. Pour les femmes qui ont des cycles irréguliers, le test de grossesse pourra être fait trois semaines après la date du rapport sexuel non protégé.

Si une femme est enceinte malgré la « pilule du lendemain » et souhaite conserver sa grossesse, que va-t-il se passer ?

Rien de particulier. Si la grossesse a démarré, la « pilule du lendemain » ne peut l'interrompre. Si vous désirez conserver cette grossesse, les études épidémiologiques avec les progestatifs permettent d'écarter, à ce jour, tout risque de malformation.

Une femme qui a des rapports rares et espacés pourrait-elle employer la « pilule du lendemain » comme moyen de contraception habituelle, pour éviter de prendre la pilule tous les jours ?

La contraception d'urgence n'est pas une méthode de contraception au long cours, mais doit rester une contraception d'exception. Son utilisation ponctuelle et répétitive est nettement moins efficace qu'une méthode continue et peut entraîner des effets secondaires fréquents comme un dérèglement des cycles.

Peut-on employer un stérilet en contraception d'urgence ?

Jusqu'à cinq jours après la date estimée de l'ovulation, il est possible de poser un stérilet au cuivre afin d'empêcher la nidation de l'œuf dans l'endomètre. Même si le stérilet est plus efficace que la « pilule du lendemain » en contraception d'urgence, il est beaucoup moins accessible et très peu utilisé dans cette indication très particulière. Alors que la « pilule du lendemain » peut être prescrite à toutes les femmes, le stérilet nécessite une consultation gynécologique et connaît des contre-indications. Par ailleurs, la pose d'un stérilet peut se révéler techniquement difficile et douloureuse chez les jeunes femmes n'ayant pas eu d'enfant.

LE STÉRILET

Le stérilet est-il très employé en France actuellement ?

Aujourd'hui, le stérilet est la deuxième méthode contraceptive en France avec environ deux millions d'adeptes. En 2007, on a posé environ 600 000 stérilets en France. Après quarante ans, le stérilet rattrape même la pilule et la dépasse légèrement en nombre d'utilisatrices.

Qu'est-ce qu'un stérilet ?

Fabriqué en plastique souple (le polyéthylène), le stérilet est un petit appareil de trois ou quatre centimètres de long. Un filament de cuivre s'enroule en spirale autour de sa branche centrale, sur laquelle sont attachés un ou deux minces fils de nylon. Il existe plusieurs modèles de stérilets, différents par la forme (souvent en forme de T majuscule) et la taille.

Doué d'une certaine « mémoire » élastique, le stérilet, qui doit se plier pour autoriser son insertion, va recouvrer sa forme initiale dans la cavité utérine qu'il occupe. Le stérilet au cuivre peut être laissé en place environ cinq années.

Quel est le mode d'action du stérilet au cuivre ?

Situé dans la cavité utérine, le stérilet au cuivre conjugue deux actions qui lui confèrent son efficacité contraceptive : il gêne la migration des spermatozoïdes dans l'utérus, en y créant une ambiance hostile, et il entraîne des modifications locales de la muqueuse utérine, qui devient inapte à la nidation.

Stérilet hormonal en place dans la cavité utérine

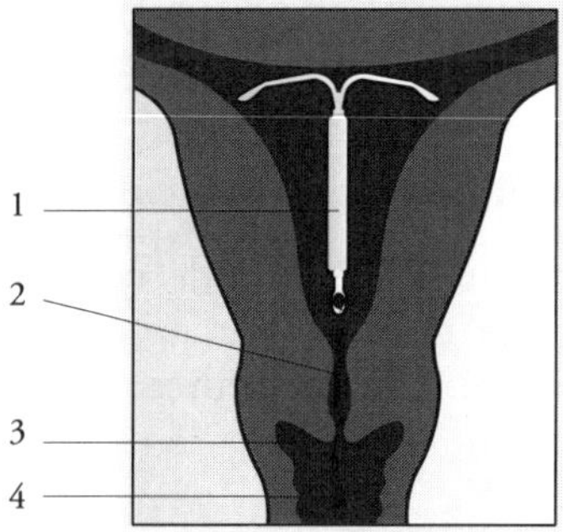

1. réservoir hormonal. 2. col de l'utérus. 3. fils du stérilet dépassant du col au fond du vagin. 4. vagin.

Stérilet au cuivre

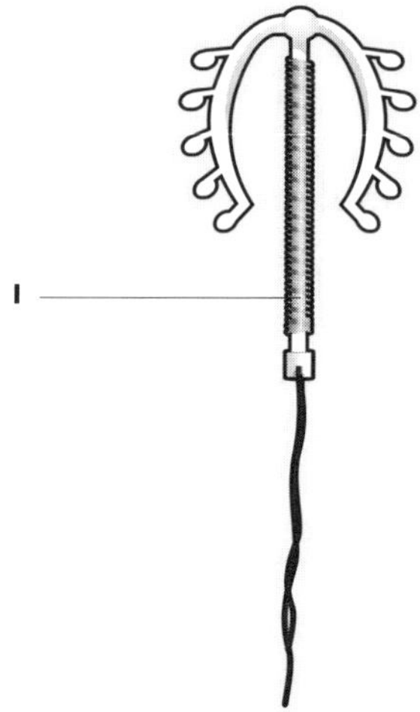

1. fil de cuivre enroulé autour de la branche verticale du stérilet.

L'adjonction de cuivre a permis de réduire la taille des stérilets, tout en augmentant leur efficacité. C'est désormais une méthode sûre à 99 %, sa fiabilité augmentant avec l'âge de la femme.

Quel est le mode d'action du stérilet hormonal (MIRENA) ?

En cas de règles très abondantes, on peut envisager la pose d'un stérilet hormonal à condition de s'assurer que ces règles abondantes ne relèvent pas d'une cause organique, comme un polype ou un fibrome sous-muqueux, sur laquelle le dispositif hormonal n'aurait aucun d'effet.

Le stérilet hormonal a la forme d'un T avec, dans sa branche verticale, un petit réservoir d'hormone. Ce réservoir libère régulièrement pendant toute la durée de vie du stérilet, c'est-à-dire cinq ans, une hormone progestative qui va agir sur place au niveau de la muqueuse utérine. Cette hormone, le lévonorgestrel, réduit ou même empêche le développement de la muqueuse utérine, réduisant ainsi l'abondance des règles.

Dans les premiers mois suivant la pose, il peut survenir des règles et des saignements intempestifs, en général des taches de sang, appelées « spotting ». Six mois après la pose, environ 80 % des femmes présentent des règles peu abondantes et 20 % une absence de règles.

Quelles sont les contre-indications du stérilet ?

Pour poser un stérilet, il ne doit pas y avoir d'infection, ni même de risque d'infection génitale. En effet, le stérilet lui-même peut déjà créer une certaine inflammation de la muqueuse utérine ; de plus, ses fils qui dépassent dans le vagin peuvent conduire des germes vers l'utérus et ainsi favoriser une infection de l'endomètre (endométrite) ou des trompes (salpingite) qui risque d'avoir des conséquences sur la fertilité si elle n'est pas diagnostiquée à temps. On déconseille donc le stérilet aux femmes ayant des antécédents de salpingite ou à risque de MST.

Les anomalies de l'utérus, l'agrandissement ou les déformations de sa cavité (par un polype ou un fibrome sous-muqueux, par exemple) contre-indiquent la mise en place d'un stérilet.

En cas de règles abondantes, peut-on poser un stérilet ?

Si vous avez déjà spontanément des règles longues et abondantes, mieux vaut éviter la contraception intra-utérine avec un stérilet au cuivre qui va probablement les accroître encore. Un stérilet hormonal peut être envisagé.

Comment préparer la pose d'un stérilet ?

Une consultation préalable vous permettra d'obtenir des informations sur ce mode de contraception et de savoir si vous pouvez l'envisager. Le médecin vous examinera, pratiquera des frottis de dépistage et déterminera le modèle et la taille du stérilet à poser. Si vous ne présentez pas de contre-indication, il vous remettra une ordonnance avec laquelle vous achèterez vous-même le stérilet chez votre pharmacien. Si vous êtes particulièrement nerveuse, il pourra y ajouter un antispasmodique, sous forme de suppositoire, à utiliser juste avant de venir le jour de la pose. Ne soyez pas étonnée devant la grande taille de la boîte du stérilet : elle contient le dispositif qui va permettre son insertion dans l'utérus.

Comment se passe la pose d'un stérilet ?

Le stérilet se pose lors d'une simple consultation de gynécologie au cabinet du médecin. Ni hospitalisation ni anesthésie ne sont nécessaires. La pose s'effectue un des derniers jours des règles ou un des quelques jours qui suivent la fin des règles afin d'avoir la certitude que vous n'êtes pas enceinte. Les saignements, souvent provoqués par la pose, vont se confondre avec les règles. Des pertes de sang, plus ou moins abondantes, peuvent se poursuivre pendant plusieurs jours. Une fois le stérilet posé, le médecin va en couper les fils à environ trois centimètres du col. Seuls ceux-ci vont dépasser du col au fond du vagin.

La pose du stérilet est-elle douloureuse ?

La pose est légèrement douloureuse mais assez rapide : en elle-même, elle ne dure guère plus d'une minute. Elle est plus sensible chez les femmes dont le col ne s'est jamais ouvert, c'est-à-dire qui n'ont jamais accouché ou ont accouché par césarienne programmée.

Doit-on se reposer après la pose d'un stérilet ?

Non. Après la pose, vous pouvez retourner immédiatement chez vous ou à votre travail. Dans les heures qui suivent, de petites contractions sont fréquentes et des antispasmodiques peuvent alors être utiles en attendant que l'utérus s'habitue à la présence de ce corps étranger.

Comment surveille-t-on un stérilet ?

Un examen gynécologique de contrôle est nécessaire un mois plus tard, puis une fois par an. Les examens ont pour but de vérifier la position du stérilet et sa bonne tolérance. Lors du premier examen, si les fils gênent votre partenaire (c'est assez peu fréquent), vous pouvez demander à votre médecin de les raccourcir. Entre les consultations, il vous est possible de contrôler vous-même la présence de votre stérilet une fois par mois. En introduisant un doigt dans le vagin en position accroupie, vous percevrez les petits fils tout au fond, au niveau de l'orifice du col qui a la consistance du nez. Cependant, un certain nombre de femmes n'y arrivent pas ou répugnent à ce geste intime.

Comment se passe le retrait d'un stérilet ?

Le retrait du stérilet est simple : à l'aide d'une pince, il suffit à votre médecin de tirer doucement sur les fils pour que le stérilet sorte en repliant ses « bras ». Le retrait ne dure que quelques secondes.

Peut-on retirer et remettre un nouveau stérilet lors de la même consultation ?

Si vous souhaitez poursuivre avec cette méthode contraceptive et si vous la tolérez parfaitement bien, un nouveau dispositif pourra être inséré sans problème lors de la même consultation.

Quand peut-on envisager une grossesse après le retrait du stérilet ?

Si vous désirez une grossesse, vous pouvez l'envisager dès le retrait.

Quels sont les avantages du stérilet ?

C'est une méthode peu contraignante qui ne bloque pas un mécanisme physiologique et qui n'interfère pas avec l'acte sexuel. Un stérilet bien toléré procure à la femme qui le porte un sentiment de liberté. Mis en place, il se fait rapidement oublier. Souvent, lassées par de longues années de pilule, bon nombre de femmes finissent par essayer un stérilet et adoptent alors, le plus souvent pour longtemps, ce mode de contraception.

Quels sont les inconvénients du stérilet ?

Une certaine augmentation de la durée et de l'abondance des règles est habituelle avec le stérilet au cuivre et c'est le principal reproche que lui font les utilisatrices. Les règles peuvent être précédées et suivies de plusieurs jours de « traces » imposant une protection. Ces règles traînantes fatiguent et agacent beaucoup de femmes.

Quel est le risque de grossesse sur stérilet ?

Ce risque est d'environ 1 % et diminue avec l'âge : au-delà de trente-cinq et surtout de quarante ans, les grossesses sur stérilet sont assez rares. Ces échecs ne sont pas dus à un défaut technique au moment de l'insertion du dispositif. Même lorsqu'il est bien en place, une grossesse peut survenir chez une femme très féconde, l'œuf réussissant à s'accrocher, à se nicher, puis à se développer dans la cavité utérine malgré la présence du stérilet.

Le stérilet protège-t-il des grossesses extra-utérines ?

Non. Il faut savoir que le stérilet ne protège pas contre les grossesses extra-utérines, c'est-à-dire développées dans la trompe avant que l'œuf n'atteigne la cavité utérine.

Que se passe-t-il en cas de grossesse avec un stérilet ?

Si vous ne souhaitez pas garder cette grossesse, il faudra avoir recours à une IVG. Si vous souhaitez poursuivre la grossesse, c'est possible. Si les fils sont encore visibles, il est alors conseillé d'extraire doucement le stérilet et, habituellement, la grossesse se poursuit normalement. Quand le stérilet a été repoussé vers le fond utérin par le développement ovulaire, les fils ne sont plus accessibles et l'on récupérera le dispositif dans le placenta après l'accouchement.

Quel est le risque d'infection génitale avec le stérilet ?

Ce risque dépend pour beaucoup de la vie sexuelle et s'accroît avec le nombre des partenaires. En cas de douleurs pelviennes accompagnées de pertes et de fièvre, il faut consulter sans délai et le médecin peut alors être amené à retirer le stérilet ; c'est cependant assez peu fréquent.

Un stérilet peut-il être expulsé ?

L'expulsion d'un stérilet est possible même si elle est peu fréquente. On peut alors changer de modèle. Si l'expulsion se répète, il vaut mieux abandonner cette méthode contraceptive, car il existe probablement une anomalie au niveau de la cavité utérine ou une béance du col laissant s'échapper le dispositif.

Comment savoir si un stérilet est bien toléré ?

Un stérilet bien toléré est un stérilet qui se fait oublier. Un stérilet ne doit pas faire mal. Des douleurs gênantes et persistantes au-delà du premier cycle témoignent d'une intolérance au dispositif et peuvent conduire à son retrait.

Peut-on mettre des tampons avec un stérilet ?

Le stérilet se trouvant dans la cavité utérine et seuls deux fils, courts (deux ou trois centimètres) et très fins dépassant du col dans le vagin, vous pouvez mettre des tampons, cela ne le déplacera pas. Il est conseillé cependant de changer vos tampons souvent et de les retirer avec un geste doux afin de ne pas tirer sur les fils qui pourraient se trouver au contact du tampon. Avec le stérilet, les règles sont habituellement plus longues et plus abondantes que d'habitude. Pendant les deux ou trois jours très abondants, beaucoup de femmes préfèrent ainsi des serviettes aux tampons, par sécurité. Avec un stérilet, les règles peuvent aussi avoir du mal à se terminer franchement et se poursuivent par de petites traces de sang pendant quelques jours. Ces jours-là, il vaut souvent mieux mettre un protège-slip qu'un tampon car celui-ci absorberait le sang, mais aussi les sécrétions vaginales physiologiques et assécherait ainsi le vagin en procurant une sensation d'inconfort.

Peut-on poser un stérilet chez une femme qui n'a pas eu d'enfant ?

Jusqu'à une époque récente, les praticiens français étaient très réticents pour poser un stérilet chez une femme qui n'avait pas eu d'enfant à cause d'un risque supposé plus élevé d'infection génitale et donc de stérilité ultérieure. En décembre 2004, les autorités de santé ont publié un rapport sur le choix des méthodes contraceptives et se sont alignées sur la position de l'Organisation mondiale de la santé : le stérilet n'est plus réservé aux femmes ayant eu des enfants et peut être envisagé chez la femme nullipare (sans enfant). Différentes enquêtes ont en effet montré que le risque infectieux n'était pas lié à la présence du stérilet, mais au comportement sexuel. Le risque infectieux est très faible chez la femme à bas risque d'infection sexuellement transmissible, c'est-à-dire ayant une vie sexuelle stable avec un partenaire unique et fidèle. Cependant, la pose peut s'avérer techniquement délicate et plus douloureuse chez une femme qui n'a pas eu d'enfant, surtout si son col utérin est petit et bien fermé.

Un stérilet peut-il se déplacer lors de sports violents, lors des rapports sexuels ou en cas d'amaigrissement ?

Non, il n'y a aucun risque. Une fois posé, le stérilet est bloqué, coincé dans la cavité utérine et ne peut se déplacer, même si une femme court ou saute ou encore si son corps subit des secousses. Pendant les rapports sexuels, même si le col de l'utérus peut être touché et le corps utérin mobilisé, le stérilet reste en place. Enfin, lors de variations de poids très importantes, en particulier d'amaigrissement, le stérilet ne bouge pas non plus car l'utérus et sa cavité ne sont pas modifiés.

Quel est le prix d'un stérilet ?

Le stérilet au cuivre coûte environ 30 euros. Le stérilet hormonal est plus onéreux et coûte 125 euros. Les stérilets sont pris en charge à 65 % par la Sécurité sociale.

Le patch contraceptif

Qu'est-ce qu'un patch contraceptif ?

Le premier patch contraceptif a été commercialisé en France en 2004. Il se présente sous la forme d'un timbre carré de couleur chair de quatre centimètres et demi de côté. Le patch diffuse dans le sang pendant une semaine des hormones contraceptives comme celles d'une mini-pilule classique : 20 microgrammes d'éthinyl-estradiol par jour et un nouveau progestatif.

Combien coûte un patch contraceptif ?

EVRA coûte environ 15 euros la boîte de trois patchs hebdomadaires correspondant à un mois de contraception. Il n'est pas remboursé.

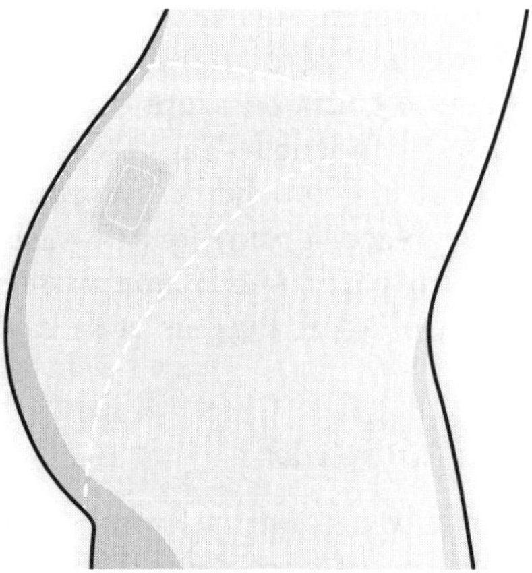

Le patch contraceptif

Comment utiliser le patch contraceptif ?

Le patch s'applique sur le corps, en général sous la ceinture. Il colle bien et on peut se doucher, se baigner et pratiquer des activités nautiques. Il est cependant conseillé de s'assurer quotidiennement de sa présence. Le patch est changé chaque semaine, le même jour de la semaine, trois semaines sur quatre. Pendant la quatrième semaine, qui est libre, surviennent les règles, comme lors de la prise d'une pilule normale. Si le patch se décolle, l'utilisatrice a vingt-quatre heures de sécurité pour le recoller et si elle oublie de le changer, l'efficacité contraceptive persiste quarante-huit heures, ce qui est mieux que la pilule.

Le patch contraceptif est-il aussi efficace que la pilule ?

Le patch contraceptif a la même efficacité, les mêmes indications et les mêmes contre-indications que la pilule classique.

À qui s'adresse le patch contraceptif ?

Ne nécessitant qu'un geste hebdomadaire, le patch contraceptif représente une option originale pour toutes les jeunes femmes qui ne veulent pas penser tous les jours à la prise de la pilule et pour celles qui souhaitent une contraception adaptée à leur mode de vie avec des sorties et/ou des horaires irréguliers.

Le patch peut aussi constituer une alternative intéressante pour les « oublieuses », celles sui n'arrivent pas à s'astreindre à la prise quotidienne de la pilule.

L'anneau vaginal contraceptif

Qu'est-ce qu'un anneau vaginal contraceptif ?

NUVARING est un petit anneau souple de cinq centimètres de diamètre. Comme une pilule, il contient deux hormones, un progestatif et un œstrogène, qu'il diffuse régulièrement à la posologie des pilules les moins dosées.

Quel est le mode d'emploi de l'anneau vaginal contraceptif ?

Sa pose au fond du vagin s'apparente à celle d'un tampon. La première pose s'effectue un des cinq premiers jours des règles puis l'anneau est laissé trois semaines en place. Ensuite, la femme le retire et observe une semaine de repos pendant laquelle surviennent les règles, puis elle remet en place un nouvel anneau. Il suffit donc de retenir deux dates : le jour de la pose et celui du retrait. Quand il est bien toléré, l'anneau se fait oublier : huit femmes sur dix et sept hommes sur dix disent ne pas le sentir pendant les rapports.

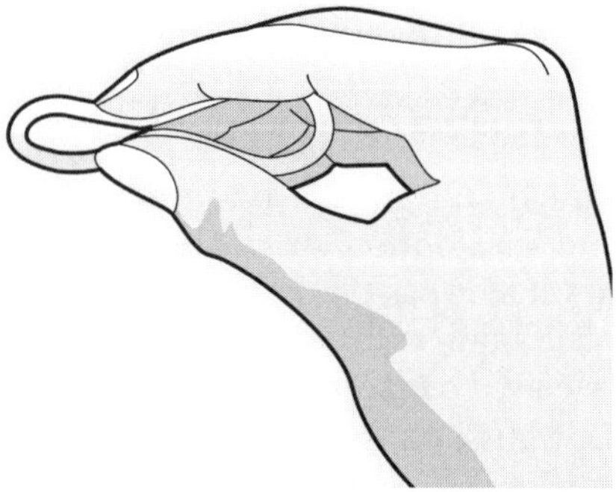

L'anneau vaginal contraceptif

L'anneau vaginal contraceptif est-il aussi efficace que la pilule ?

L'anneau vaginal contraceptif a la même efficacité, les mêmes indications et les mêmes contre-indications que la pilule classique.

À qui s'adresse l'anneau vaginal contraceptif ?

L'anneau vaginal contraceptif peut être intéressant pour celles qui en ont assez de prendre la pilule ou ont tendance à l'oublier et ne sont pas tentées par le stérilet.

Combien coûte l'anneau vaginal contraceptif ?

NUVARING coûte 15 euros par cycle et n'est pas pris en charge par la Sécurité sociale.

La contraception vaginale

Quel est le mode d'action de la contraception vaginale ?

La contraception vaginale est une contraception locale qui fait appel à des produits spermicides et dont les règles d'utilisation doivent être bien respectées.

Son principe repose sur l'utilisation d'un produit spermicide, doué d'un grand pouvoir de diffusion, qui recouvre rapidement toute la cavité vaginale et a le pouvoir d'immobiliser et de détruire les spermatozoïdes. Le produit le plus employé est le chlorure de benzalkonium.

Comment se présentent les produits de contraception vaginale ?

Il en existe différentes présentations : ovules (les plus utilisés), crèmes ou encore tampons ayant la forme d'une petite éponge.

La contraception vaginale est-elle efficace ?

Le taux d'échec estimé de cette méthode est élevé, de 6 % jusqu'à 32 % suivant les enquêtes, ce qui constitue son principal inconvénient. Cependant, de nombreux échecs semblent liés à une mauvaise utilisation de la méthode.

Comment utiliser la contraception vaginale ?

Les règles d'utilisation doivent être scrupuleusement respectées. L'ovule doit être introduit au fond du vagin, en position allongée, au moins cinq à dix minutes avant chaque rapport sexuel et quelle que soit la date du cycle. En cas de rapports répétés, un nouvel ovule doit être remis en place.

Il est formellement contre-indiqué de faire des irrigations vaginales savonneuses avant ou après les relations sexuelles car le savon détruit le principe actif spermicide. Après le rapport, une toilette vulvaire externe à l'eau pure est cependant autorisée, mais il faut attendre au moins deux heures pour une toilette intime, toujours à l'eau pure.

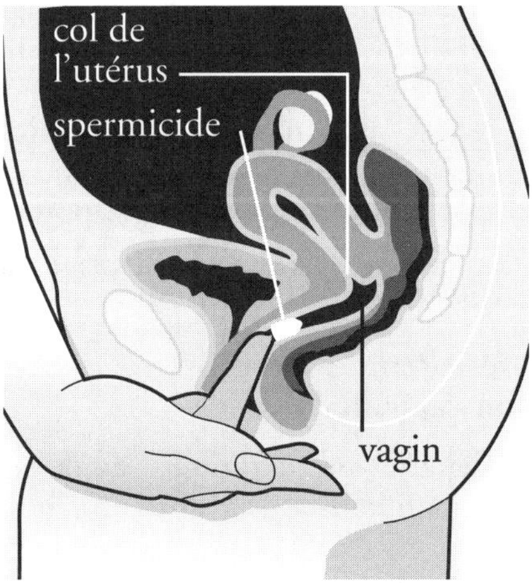

Mise en place d'un ovule spermicide

Comment se procurer la contraception vaginale ?

Les produits spermicides sont en vente libre en pharmacie et ne nécessitent aucune prescription médicale. Chaque boîte d'ovules, de crème ou de tampons contient une notice détaillée avec schémas dont les consignes doivent être soigneusement lues et respectées. Le coût des spermicides est relativement élevé par rapport aux autres formules contraceptives et ces produits ne sont pas pris en charge par l'assurance-maladie.

Quels sont les avantages de la contraception vaginale ?

C'est une méthode simple, sans contre-indications et sans effets secondaires, qui respecte la physiologie et les cycles menstruels. Par ailleurs, en se diluant, le produit contribue à la lubrification du vagin, ce qui peut être intéressant en cas de sécheresse mais un peu gênant dans le cas contraire.

Quels sont les inconvénients de la contraception vaginale ?

Outre son taux d'échec élevé (qui peut être réduit par une utilisation très stricte), son principal inconvénient réside dans ses aspects « techniques ». En effet, par la préméditation qu'elle suppose et son mode de mise en place, la contraception locale manque singulièrement de poésie. C'est pour cette raison qu'elle est assez peu utilisée. Elle est réservée à celles qui sont bien dans leur tête, leur corps et leur sexualité. Beaucoup de femmes répugnent à l'employer. Quelquefois, le produit peut entraîner une certaine irritation, une sensation de brûlure, chez la femme ou son partenaire.

Qu'est-ce que le diaphragme et la cape cervicale ?

Le diaphragme est constitué d'un petit anneau de caoutchouc d'environ sept à dix centimètres de diamètre qui sous-tend un fin voile de latex ; la cape cervicale est en silicone. Après avoir été enduits d'une crème spermicide, diaphragme ou cape doivent être introduits au fond du vagin où ils viennent recouvrir le col de l'utérus, ajoutant un obstacle mécanique à la protection chimique. Ils accentuent encore le côté technique de la contraception vaginale, ce qui en limite l'usage. Ils nécessitent au préalable une consultation de gynécologie pour choisir une taille appropriée à vos organes génitaux et vous en faire expliquer la mise en place.

Quelles sont les meilleures indications de la contraception vaginale ?

On peut l'utiliser préférentiellement quand les risques de grossesse sont très faibles : en période de suites de couches, d'allaitement, en préménopause.

Les préservatifs

Comment se présente un préservatif ?

À usage unique, en vente libre, roulé dans un petit étui individuel, le préservatif est constitué d'un très fin voile de latex qui, en se déployant, va recouvrir d'une gaine cylindrique la verge en érection. L'amélioration de la qualité des matériaux a permis de rendre encore plus fin le voile de latex, sans diminuer sa résistance. Les préservatifs mis en vente sont d'ailleurs soumis à des tests techniques de qualité et de résistance très rigoureux. En principe, le préservatif est lubrifié, ce qui facilite la pénétration.

Comment utiliser un préservatif ?

Il faut dérouler le préservatif sur la verge en érection en laissant un espace à son extrémité qui servira de réservoir pour le sperme. Le déroulement doit être fait dans le bon sens, les petits bourrelets se trouvant à l'extérieur. Après l'éjaculation, il faut se retirer doucement avant que l'érection ne retombe totalement, pour éviter tout écoulement de sperme dans le vagin. Pour les « débutants », un entraînement préalable seul et au calme peut s'avérer utile.

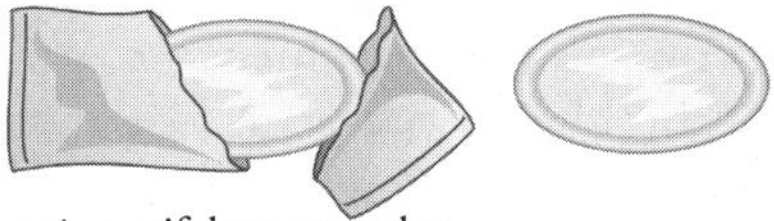

préservatif dans son sachet

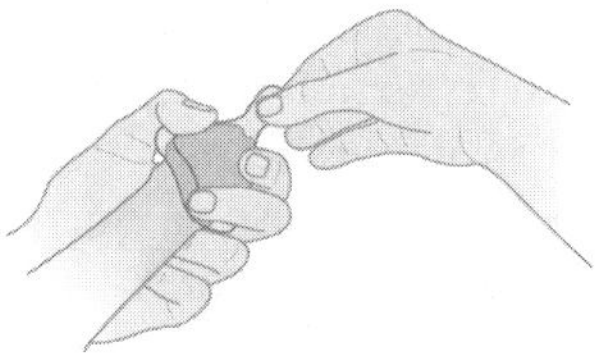

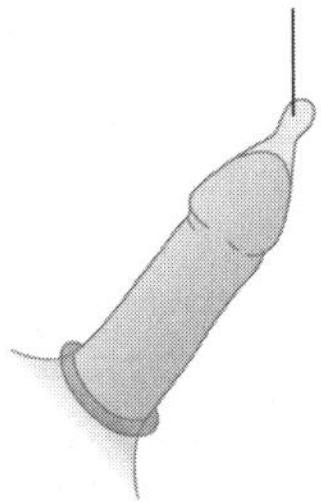

Mise en place en déroulant le préservatif sur la verge en érection. Le mettre *avant le début du rapport*

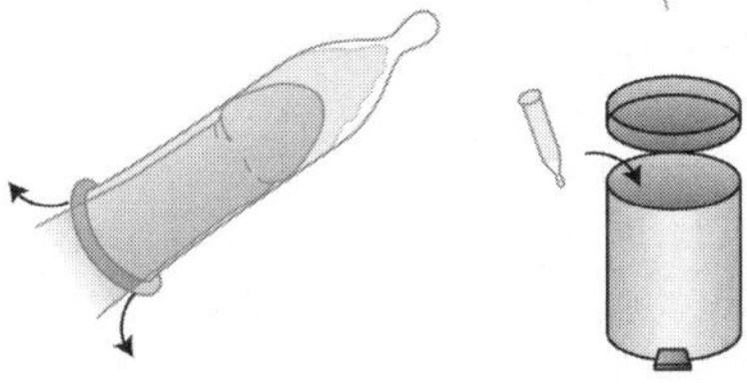

Il faut *se retirer et enlever le préservatif* en le tenant à sa base avant que l'érection ne soit tombée.

Mode d'emploi du préservatif

Quels sont les avantages du préservatif ?

Méthode anodine, sans contre-indications ni effets secondaires, le préservatif est très efficace à condition d'être bien utilisé. Il protège contre les maladies sexuellement transmissibles et le sida.

Quels sont les inconvénients du préservatif ?

Les risques de déchirure sont beaucoup moins fréquents avec le latex utilisé actuellement et le retrait du marché de marques aux qualités et à la résistance insuffisantes. En cas de déchirure, on pourra employer la « pilule du lendemain ». On a reproché au préservatif de diminuer les sensations sexuelles de l'homme. Cela n'est plus vraiment justifié compte tenu de la minceur des produits actuels.

En réalité, le principal reproche adressé à cette méthode est son interférence avec l'acte sexuel et son manque de poésie. Le préservatif doit être mis au dernier moment sur un sexe en érection, avant la pénétration, ce qui rebute beaucoup d'hommes et de nombreuses femmes.

Comment savoir si une boîte de préservatifs est encore utilisable et si ceux-ci sont de bonne qualité ?

Vérifiez que ces préservatifs portent l'estampille NF (normes françaises) ou CE (normes européennes) et que la date de péremption inscrite sur la boîte n'est pas dépassée. La durée pendant laquelle un préservatif peut être utilisé est assez longue, de l'ordre de cinq ans à partir de sa fabrication. Les préservatifs ne doivent pas être conservés près d'une source de chaleur ou en permanence dans une poche. L'emballage doit rester intact et parfait. Il faut jeter les préservatifs douteux ou mal conservés.

Peut-on associer lubrifiant et préservatif ?

Il ne faut pas employer de la vaseline ou une crème grasse en même temps qu'un préservatif, cela pourrait le rendre poreux. En revanche, même si les préservatifs sont le plus souvent déjà lubrifiés, il est possible d'y associer, pour un meilleur confort, un lubrifiant sous forme de gel, plus ou moins fluide, à base aqueuse. On peut se procurer ces lubrifiants intimes en pharmacie, en grande surface ou par correspondance.

Qu'est-ce que le préservatif féminin et pourquoi est-il si peu utilisé ?

Le préservatif féminin se présente sous la forme d'un long cylindre en latex lubrifié avec un anneau à chaque extrémité : un anneau interne introduit tout au fond du vagin et plaqué contre le col de l'utérus, et l'autre qui reste à l'extérieur de la vulve et recouvre les organes génitaux externes. Très résistant et à usage unique, le préservatif féminin protège contre la grossesse et les MST. On peut le placer avant tout contact sexuel et il n'interfère alors pas avec les préliminaires.

L'aspect peu esthétique et les côtés techniques de la mise en place du préservatif féminin restent (très) dissuasifs pour beaucoup de femmes (et beaucoup d'hommes) et limitent son emploi.

Quel est le coût des différentes méthodes de contraception ?

Méthode	Prix	Prise en charge à 65 % par l'assurance-maladie	Obtention
Pilules	de 5 à 36 € (pour 3 cycles)	OUI pour certaines NON pour d'autres	sur prescription médicale
Patch	15 € (par cycle)	NON	sur prescription médicale

Méthode	Prix	Prise en charge à 65 % par l'assurance-maladie	Obtention
Anneau vaginal	15 € (par cycle)	NON	sur prescription médicale
Implant	138 € (efficace 3 ans)	OUI	sur prescription médicale
Stérilet au cuivre	27,50 € (efficace 5 ans)	OUI	sur prescription médicale
Stérilet hormonal	130 € (efficace 5 ans)	OUI	sur prescription médicale
Diaphragme Cape cervicale	de 33 à 52 € (réutilisables)	NON	sur prescription médicale
Produits spermicides	de 7 à 16 € (6 à 20 doses)	NON	en vente libre
Préservatif masculin	à partir de 0,20 € l'unité	NON	en vente libre
Préservatif féminin	8,70 € (la boîte de 3)	NON	en vente libre
« Pilule du lendemain »	6,20 à 7,60 € (gratuite pour les mineures)	OUI si prescription	sur prescription médicale ou en vente libre

À savoir : la plupart des moyens de contraception peuvent être délivrés gratuitement aux mineures et aux femmes non assurées sociales dans les centres de planification et d'éducation familiale.

La stérilisation chirurgicale

La stérilisation chirurgicale est-elle autorisée en France ?

Depuis 2001, une loi autorise en France toute personne majeure qui en fait la demande à se faire stériliser. La loi impose cependant un délai de réflexion de quatre mois. La stérilisation chirurgicale par ligature des trompes ou sous hystéroscopie chez la femme est une méthode irréversible qui doit être mûrement réfléchie.

Quand penser à une stérilisation chirurgicale ?

La stérilisation chirurgicale s'adresse en priorité aux femmes chez lesquelles une nouvelle grossesse pourrait avoir des conséquences médicales graves, à celles qui ne tolèrent aucune méthode contraceptive efficace ou encore qui ont connu des échecs avec ces méthodes.

Est-il exact que les médecins sont souvent réticents pour procéder à une stérilisation chirurgicale en France ?

Oui, les médecins demeurent très réticents devant une demande de stérilisation avant un certain âge car un certain nombre de circonstances de l'existence peuvent faire amèrement regretter une décision trop hâtive : décès du conjoint ou d'un enfant, ou plus souvent divorce et remariage. Le taux de « regrets » après stérilisation n'est pas négligeable.

Comment se déroule une ligature des trompes ?

La ligature se déroule par cœlioscopie sous anesthésie générale. La cicatrice est minime (environ deux centimètres au niveau de l'ombilic), l'intervention rapide et la durée d'hospitalisation courte, une ou deux journées. Pendant l'opération, le médecin pince un petit fragment de la trompe avec un clip ou un petit anneau en plastique, l'obturant ainsi.

Peut-on déligaturer les trompes ?

L'intervention est irréversible : même si l'on enlève le clip ou l'anneau, la portion de trompe qui a été pincée ne peut en effet plus remplir sa fonction. Pour envisager une nouvelle grossesse, il faudrait s'adresser aux techniques de fécondation *in vitro*.

Comment se déroule la méthode de stérilisation par les voies naturelles ?

Il existe une méthode de stérilisation féminine par les voies naturelles, sous hystéroscopie, le procédé ESSURE. Cette méthode consiste à placer un micro-implant dans chaque trompe. Une fois ceux-ci en place, du tissu conjonctif se forme autour. Trois mois sont nécessaires pour que ce tissu conjonctif finisse par boucher les trompes. La procédure dure environ une demi-heure et peut être habituellement réalisée en ambulatoire, sans anesthésie générale et sans séjour à l'hôpital.

Quels sont les avantages de la stérilisation chirurgicale ?

Elle est irréversible et supprime définitivement tout souci de contraception. Elle ne perturbe aucune fonction hormonale et les cycles menstruels continuent comme auparavant.

La stérilisation chirurgicale a-t-elle une influence sur la sexualité ?

La stérilisation chirurgicale n'a aucune incidence sur la féminité, pas plus que sur le désir et le plaisir sexuels.

Quels sont les inconvénients de la stérilisation chirurgicale ?

Son irréversibilité constitue à la fois son principal avantage et son inconvénient majeur. En cas de regrets, il sera très difficile et le plus souvent impossible de revenir en arrière. On limitera ce risque par une indication bien posée et une mûre réflexion de la femme et du couple. Il faut éviter absolument de faire une ligature dans un contexte psychologique perturbé – comme dans les suites immédiates d'une interruption volontaire de grossesse ou en période de problèmes affectifs – dont la disparition, un jour ou l'autre, peut changer radicalement l'attitude d'une femme vis-à-vis d'une éventuelle grossesse.

Qu'est-ce que la vasectomie chez l'homme ?

Chez l'homme, la vasectomie consiste à ligaturer les canaux excréteurs des spermatozoïdes, appelés « canaux déférents ». L'intervention, simple et rapide, peut se réaliser sous anesthésie locale et une hospitalisation n'est pas indispensable.

Comme la ligature des trompes, la vasectomie doit être considérée comme irréversible, les tentatives de reperméabilisation des canaux déférents s'avérant très aléatoires. Avant une vasectomie, on peut envisager de déposer du sperme en banque de sperme, pour se prémunir contre l'avenir.

Est-ce que la vasectomie a une influence sur la sexualité ?

La vasectomie n'a aucune incidence sur le désir sexuel et la virilité.

La contraception postnatale

Quand survient le retour de couches ?

Après l'accouchement, l'utérus, qui s'était considérablement distendu pendant la grossesse, va se rétracter progressivement pour retrouver sa taille normale, habituellement en un à deux mois. En suites de couches, il existe des pertes sanglantes appelées « lochies » qui correspondent à la cicatrisation de la zone d'insertion du placenta dans l'utérus. Au début très abondantes et sanglantes, les lochies s'amenuisent et s'éclaircissent par la suite. Elles durent environ trois semaines, mais parfois plus longtemps, voire jusqu'au retour de couches. On appelle « retour de couches » les premières règles, habituellement abondantes, qui suivent un accouchement. Si vous n'allaitez pas, votre retour de couches surviendra environ un mois et demi (six à huit semaines) après votre accouchement.

Quand survient le retour de couches chez une femme qui allaite ?

Si vous allaitez, l'hormone qui favorise la lactation bloque l'ovulation et le retour de couches ne se produira qu'après la fin de l'allaitement. Cependant, si vous allaitez très longtemps, pendant plusieurs mois, il peut y avoir un échappement du blocage de l'ovulation et les règles peuvent revenir : c'est pour cela qu'il est prudent de suivre une méthode contraceptive en suites de couches, même en cas d'allaitement.

Une nouvelle grossesse peut-elle survenir pendant l'allaitement ?

Après l'accouchement, l'hypophyse sécrète une hormone, la prolactine, qui va permettre la montée laiteuse et le maintien de la lactation pendant toute la durée de l'allaitement. Normalement, un taux élevé de prolactine bloque l'activité ovarienne et, habituellement, les femmes qui allaitent restent en aménorrhée, même si l'allaitement dure plusieurs mois. Cependant, ce mécanisme de blocage peut connaître un échappement et on ne peut totalement exclure une ovulation ; même si cela est rare, il est donc prudent de suivre une contraception pendant l'allaitement.

Quand peut-on poser un stérilet après un accouchement ?

Après un accouchement, il faudra attendre environ deux à trois mois que l'utérus ait repris sa taille et sa consistance normales avant d'envisager un stérilet. De même, après une fausse couche ou une interruption volontaire de grossesse, il est recommandé d'attendre un cycle.

VOUS ÊTES ENCEINTE (1ER TRIMESTRE DE LA GROSSESSE)

La grossesse représente pour la femme une période privilégiée d'une importance exceptionnelle et qui mobilise son être entier. De très nombreux ouvrages ont été consacrés à la grossesse et la majorité des femmes enceintes s'en procurent au moins un, sinon plusieurs. Très pratique, le *Guide la femme enceinte*, aux éditions Marabout, est remarquable.

Il n'était pas possible dans cet ouvrage d'aborder tous les aspects de la grossesse et de l'accouchement. Aussi, nous nous sommes limités au premier trimestre, en envisageant la grossesse normale et les précautions à prendre, mais aussi tous les incidents qui peuvent survenir. La fin de ce chapitre est consacrée à la grossesse non désirée.

COMMENT SAVOIR SI VOUS ÊTES ENCEINTE ?

Qu'est-ce qu'un retard de règles ?

Si vous êtes habituellement très bien réglée, tous les vingt-huit jours, « comme une horloge », un retard de trois ou quatre jours peut déjà vous faire espérer... ou craindre une grossesse.

Si vos cycles connaissent de légers écarts de trois ou quatre jours en plus ou en moins (par exemple de vingt-cinq à trente et un jours), ce qui est très fréquent et ne peut être considéré comme anormal, attendez une semaine de retard avant de vous précipiter sur un test de grossesse ou chez votre gynécologue.

À part la grossesse,
quelles sont les autres causes de retard de règles ?

Il faut savoir que la grossesse n'est pas la seule cause du retard de règles, même s'il faut toujours y penser. En effet, toutes les formes de stress (contrariétés, conflits affectifs, professionnels, surmenage…) ou même parfois un simple voyage avec changement de climat ou de fuseau horaire peuvent suffire à dérégler l'horlogerie fine qui préside aux cycles menstruels et engendrer un retard de règles. Les femmes habituellement mal réglées sont plus sujettes à ce genre d'incident que celles qui ont des cycles très réguliers. De même, un problème hormonal peut s'exprimer par un retard de règles.

Où trouver un test de grossesse ?

Il existe toute une gamme de marques de tests urinaires de grossesse en vente libre en pharmacie. Cela coûte environ 10 euros l'unité ou 15 euros la boîte de deux tests, non remboursé.

Comment fonctionnent
les tests urinaires de grossesse ?

Les tests urinaires de grossesse en vente libre en pharmacie fonctionnent sur le même principe que les examens réalisés en laboratoire. Dès la nidation, l'œuf sécrète une hormone, l'HCG (hormone chorionique gonadotrophine) qui passe dans la circulation sanguine, puis dans les urines de la mère. Les tests contiennent des anticorps qui reconnaissent l'HCG et provoquent à son contact une réaction se traduisant par une coloration ou une bande qui « signe » la grossesse.

À partir de combien de jours de retard peut-on utiliser un test urinaire de grossesse ?

Grâce aux anticorps monoclonaux, les laboratoires ont mis au point des tests de plus en plus sensibles et permettant un diagnostic après un à quatre jours de retard seulement.

Les tests de grossesse en vente libre sont-ils fiables ?

Les tests urinaires de grossesse en vente libre sont fiables à condition de bien en respecter le mode d'emploi. Une erreur de manipulation, une vibration peuvent fausser les résultats. Avec certains tests particulièrement sensibles, il existe un petit risque de faux résultats positifs. À l'inverse, le test peut se révéler négatif alors qu'il y a grossesse parce que celle-ci n'est pas assez avancée et que le taux d'HCG (hormone chorionique gonadotrophine sécrétée par l'œuf) est encore insuffisant pour faire virer la réaction. Il faudra alors recommencer le test quelques jours plus tard, d'où l'intérêt des boîtes de deux tests. Pour confirmer ce diagnostic, votre médecin pourra décider de prescrire un dosage sanguin de l'HCG.

Quels sont les signes de début de grossesse ?

Ce sont souvent des symptômes digestifs : nausées, surtout le matin, voire vomissements, constipation, ainsi qu'une envie de dormir, une somnolence plus ou moins permanente. D'autre part, habituellement le volume des seins augmente généreusement, ils deviennent sensibles et leur surface est sillonnée par un réseau veineux particulièrement visible.

Quels sont les renseignements apportés par la consultation médicale ?

Au toucher vaginal, le médecin va percevoir que votre utérus a un peu augmenté de volume et que sa consistance est plus molle que la normale. À l'examen au spéculum, le col utérin apparaît sans glaire.

Quels sont les renseignements apportés par l'échographie ?

Dès la cinquième semaine d'aménorrhée (après une semaine de retard), l'échographie montre la cavité ovulaire et sa bonne localisation dans la cavité utérine. À la sixième semaine d'aménorrhée (après deux semaines de retard), l'échographie visualise l'œuf et l'embryon. Dès la septième semaine d'aménorrhée (après trois semaines de retard), l'échographie visualise l'œuf, l'embryon et son activité cardiaque témoignant d'une bonne vitalité.

Qu'apportent les dosages hormonaux ?

Les dosages hormonaux peuvent fournir certaines indications, mais ils ne sont pas indispensables. Ils ont perdu beaucoup de leur intérêt dans la surveillance d'une grossesse normale depuis l'avènement de l'échographie.

Peut-on déterminer avec précision la date de début de grossesse ?

En confrontant la date de vos dernières règles, son examen et l'échographie, le médecin peut dater votre début de grossesse avec une précision de l'ordre d'une demi-semaine. Rendue possible par l'échographie, cette précision s'avère particulièrement intéressante chez les femmes aux cycles très irréguliers ou qui ne se souviennent pas précisément de la date de leurs dernières règles.

Quand et combien d'échographies fait-on au cours d'une grossesse normale ?

Au cours d'une grossesse normale, on pratique habituellement trois échographies à 12, 22 et 32 semaines d'aménorrhée, c'est-à-dire depuis le premier jour des dernières règles.

Quels renseignements apporte l'échographie du premier trimestre de la grossesse ?

Au premier trimestre de la grossesse, tous les bébés ont la même taille. En mesurant l'embryon, la première échographie, à douze semaines, permet de dater le début de la grossesse avec une précision d'une demi-semaine. Elle constate la bonne vitalité de la grossesse et recherche des signes qui pourraient évoquer une anomalie chromosomique, en particulier par l'examen de la nuque. Enfin, le cas échéant, elle permet de faire le diagnostic de jumeaux. Au-delà de l'aspect purement médical, c'est probablement l'échographie la plus émouvante pour les parents puisque vous pourrez voir votre bébé en mouvement et en totalité sur l'écran.

Quels renseignements apporte l'échographie du deuxième trimestre de la grossesse ?

L'échographie du deuxième trimestre de la grossesse, réalisée vers vingt-deux semaines d'aménorrhée, étudie en détail toute la morphologie du fœtus et vérifie en particulier qu'il n'y a pas d'anomalies cardiaques, digestives ou urinaires.

Quels renseignements apporte l'échographie du troisième trimestre de la grossesse ?

L'échographie du troisième trimestre, vers trente-deux semaines d'aménorrhée, évalue la bonne croissance du fœtus, sa taille par rapport aux normes, le volume du liquide amniotique.

Peut-on être amené à pratiquer plus d'échographies pendant la grossesse ?

Lors d'une grossesse à problème, par exemple en cas de retard de croissance du fœtus ou en cas de grossesse gémellaire, on peut être amené à renouveler les échographies. Cela ne représente aucun risque pour l'enfant à naître.

VOUS ÊTES ENCEINTE ET TOUT SE PASSE BIEN

Quelles sont les précautions à prendre dès le début de la grossesse ?

Dès le début de votre grossesse, prenez de bonnes résolutions et des précautions d'hygiène de vie et alimentaire. Avant tout, si vous fumez, il faut arrêter. Toutes les études s'accordent pour reconnaître que le tabagisme maternel augmente le risque de retard de croissance chez l'enfant. Évitez les efforts physiques inutiles et les longs déplacements en voiture. Adoptez une alimentation équilibrée et bien répartie au cours de la journée. Surveillez votre balance et votre ligne : une prise de poids limitée à neuf ou dix kilos représente certainement votre meilleure protection contre les vergetures.

Peut-on continuer à faire du sport pendant la grossesse ?

Il faut éviter tous les sports entraînant des chocs ou des chutes. Si vous pratiquez un sport violent pour le cœur, comme le squash par exemple, ou provoquant des secousses, comme l'équitation, il est prudent d'arrêter. Vous pouvez continuer à pratiquer un exercice physique comme la gymnastique ou la natation pendant la grossesse, mais sans forcer et sans que cela entraîne des douleurs ou des contractions.

Quand doit-on faire la déclaration de grossesse et à quoi sert-elle ?

La déclaration de grossesse doit être faite avant la fin de la quatorzième semaine de grossesse. Le médecin remplit, en triplicata, un imprimé spécial, intitulé « Vous attendez un enfant » : deux exemplaires sont destinés aux allocations familiales et un exemplaire à votre caisse primaire d'assurance-maladie. Sur cet imprimé est indiquée la date présumée de début de votre grossesse. La déclaration de grossesse est administrative. Elle permet une meilleure prise en charge par la Sécurité sociale et le versement de prestations.

Comment éviter la survenue de vergetures ?

Pendant la grossesse, la peau, surtout de l'abdomen, va subir une tension et des étirements inhabituels. Si ces étirements sont trop importants et l'élasticité naturelle de la peau insuffisante pour les tolérer, les fibres élastiques du derme vont finir par craquer et des vergetures apparaissent. Sortes de rainures, souvent assez larges et rouges pendant la grossesse, les vergetures peuvent concerner l'abdomen, les hanches, les cuisses, les fesses et les seins. Il n'est pas possible de prévoir qui aura des vergetures car une même distension cutanée a des conséquences très variables d'une femme à l'autre. La meilleure prévention consiste encore à éviter une prise de poids trop importante. Après l'accouchement, les vergetures blanchissent et s'atténuent avec le temps, sans toutefois jamais disparaître.

Quels sont les examens de laboratoire à faire en début de grossesse ?

Les examens de laboratoire déterminent votre groupe sanguin et votre facteur rhésus : depuis l'apparition du vaccin anti-D, les femmes « rhésus négatif » ne posent plus de problèmes particuliers et peuvent envisager plusieurs grossesses sans crainte. Encore obligatoire, la recherche de la syphilis est désormais quasiment toujours négative.

Deux sérodiagnostics, de rubéole et de toxoplasmose, préciseront votre état d'immunité, vis-à-vis de ces deux maladies, anodines chez l'adulte, mais qui peuvent avoir de sérieuses conséquences embryonnaires et fœtales.

Quels sont les risques de la rubéole chez la femme enceinte ?

La rubéole est une maladie virale qui passe souvent inaperçue chez l'adulte. D'ailleurs, 90 % des femmes en âge de procréer ont un sérodiagnostic de rubéole positif, c'est-à-dire qu'elles ont été touchées par le virus et sont définitivement protégées contre cette affection. Contractée pendant la grossesse, au cours des quatre premiers mois, la rubéole peut entraîner des anomalies embryonnaires sévères conduisant habituellement à une interruption médicale de grossesse. Si votre sérodiagnostic de rubéole est négatif en début de grossesse, il faut le refaire vers le quatrième mois ou en cas de suspicion de contage rubéoleux. S'il reste négatif, vous pouvez être tranquille : la rubéole n'est plus dangereuse au-delà de quatre mois de grossesse.

Peut-on se faire vacciner contre la rubéole ?

La rubéole n'a pas de traitement, mais elle a un vaccin. Une vaccination systématique de toutes les jeunes filles permettrait une quasi-éradication de la rubéole congénitale. Ainsi, si vous êtes sous pilule, vous pouvez demander à votre médecin un sérodiagnostic de rubéole au moment d'un bilan de laboratoire. S'il est négatif, faites-vous vacciner : la vaccination est simple et ne nécessite qu'une seule injection.

Quels sont les risques de la toxoplasmose chez la femme enceinte ?

La toxoplasmose est une maladie due à un parasite, le toxoplasme, que l'on retrouve surtout dans les viandes de mouton et de porc. Dans une viande bien cuite, le toxoplasme est tué. 85 % des femmes en âge de procréer présentent un sérodiagnostic de toxoplasmose positif et sont donc immunisées contre cette maladie qui, chez l'adulte, peut passer inaperçue ou se traduire par une légère fièvre et quelques ganglions au niveau de la tête et du cou.

Pendant la grossesse, la toxoplasmose peut engendrer des anomalies embryonnaires, puis fœtales. Schématiquement, on peut dire que, pendant la première moitié de la grossesse, les lésions sont rares, mais graves et, pendant la seconde moitié, plus fréquentes et moins graves. Les lésions les plus courantes sont oculaires. Si vous avez un sérodiagnostic négatif, il faudra renouveler le test chaque mois jusqu'au terme de la grossesse et une dernière fois au moment de l'accouchement, en prélevant le sang du cordon ombilical. La toxoplasmose n'a pas de vaccin, mais elle a un traitement qui sera immédiatement entrepris si votre sérodiagnostic se révèle positif, au cours de la grossesse.

À titre préventif, il conviendra, en attendant votre bébé, de manger des viandes bien cuites, de bien laver légumes, fruits et salades et d'éviter tout contact avec les excréments de chats.

Quelle différence entre vrais et faux jumeaux ?

Les « vrais » jumeaux sont les jumeaux dits « monozygotes ». C'est le même spermatozoïde qui a fécondé le même ovule pour former un œuf qui va se diviser en deux. Les « vrais » jumeaux sont donc issus du même œuf, ils ont exactement le même patrimoine génétique, sont toujours du même sexe et se ressemblent comme deux gouttes d'eau.

Pendant la grossesse, les « vrais » jumeaux peuvent se développer dans la même poche des eaux et être nourris par un seul et même placenta. Les « faux » jumeaux sont dits « dizygotes ». Ce sont deux spermatozoïdes qui, lors d'un même cycle ovarien, ont fécondé deux ovules distincts. Le patrimoine génétique des « faux » jumeaux est donc différent. Pendant la grossesse, ils se développent dans deux poches des eaux différentes et ont chacun un placenta qui les nourrit. Ils peuvent être du même sexe ou de sexes différents et se ressemblent alors comme peuvent se ressembler un frère et une sœur.

VOUS AVEZ MAL AU VENTRE, VOUS PERDEZ DU SANG

Est-il normal d'avoir mal au ventre en début de grossesse ?

Pendant la grossesse, le muscle utérin va se distendre de façon considérable : son volume va se multiplier à peu près par cent. De petites contractions, évoquant des douleurs de règles, sont assez fréquentes en début de grossesse quand l'utérus commence à s'étoffer. Si ces contractions sont très fréquentes ou très intenses, si elles vous réveillent la nuit, consultez votre médecin. Il vous prescrira des antispasmodiques et probablement un arrêt de travail avec beaucoup de repos, surtout si vous avez un métier pénible, en position debout, ou si vous devez effectuer de longs trajets pour vous rendre à votre travail. Le repos allongé amène alors rapidement une disparition des contractions utérines et des douleurs.

Que faire en cas de pertes de sang en début de grossesse ?

Si vous perdez du sang pendant la grossesse, consultez votre médecin. En début de grossesse, de petits saignements, en rapport avec une insuffisance hormonale ou un défaut d'accolement de l'œuf, ne sont pas rares. Avec du repos, dans la plupart des cas les saignements vont s'arrêter en quelques jours et cela n'a pas de signification péjorative pour l'embryon s'il existe une activité cardiaque à l'échographie. Parfois, une petite perte de sang, habituellement bien rouge, a pu être provoquée par un rapport sexuel : c'est le col, souvent inflammatoire pendant la grossesse, qui a saigné. Le médecin va confirmer l'origine cervicale du saignement et vous prescrire un traitement local par ovules après s'être assuré à l'échographie de la vitalité embryonnaire.

Qu'est-ce qu'une menace de fausse couche ?

En cas de saignement provenant non pas du col mais de la cavité utérine et s'accompagnant de douleurs, on parle de menace de fausse couche. Le médecin contrôlera la vitalité embryonnaire et vous prescrira des antispasmodiques, de la progestérone et surtout du repos, élément essentiel du traitement de la menace de fausse couche.

Comment savoir si la grossesse va continuer d'évoluer ?

C'est l'échographie qui va déterminer la vitalité de la grossesse menacée. S'il existe une activité cardiaque, c'est très bon signe, la grossesse a toutes les chances de se poursuivre, au besoin avec un traitement médical et du repos. S'il n'y a pas d'activité cardiaque, il faut renouveler l'échographie quelques jours plus tard pour juger du développement de l'œuf ou constater, au contraire, l'arrêt de la grossesse.

Que se passe-t-il en cas de fausse couche ?

En cas de fausse couche précoce, l'œuf peut s'expulser spontanément. Quand la grossesse est un peu plus avancée (après un mois et demi), il vaut mieux avoir recours à un traitement ou à une aspiration de la cavité utérine car l'expulsion spontanée peut se faire attendre ou être incomplète. Le produit de la fausse couche est confié au laboratoire pour analyse.

Quelles sont les principales causes de fausses couches ?

Les principales causes des fausses couches spontanées sont les suivantes :

- Les anomalies chromosomiques représentent à elles seules plus de la moitié de ces causes : la nature élimine elle-même les œufs anormaux.
- La grossesse môlaire, qui est une variété particulière de grossesse sans œuf où la cavité est envahie de multiples petits kystes provenant d'une dégénérescence placentaire.
- L'insuffisance hormonale par insuffisance des sécrétions du corps jaune, en particulier de la progestérone.
- Toutes les infections aiguës, surtout avec une forte fièvre (même une grippe) peuvent parfois entraîner une fausse couche.
- Les causes locales, dues à des anomalies de la cavité utérine ou du muscle utérin, sont plus rares.
- Les causes immunologiques constituent une voie de recherche.

Beaucoup d'avortements spontanés restent inexpliqués.

Qu'est-ce qu'un œuf clair ?

Un œuf clair est une grossesse ayant arrêté très précocement de se développer avant que l'on puisse distinguer un embryon, c'est-à-dire avant sept semaines d'aménorrhée. À l'échographie, on ne voit qu'un sac gestationnel sous la forme d'une zone noire, c'est-à-dire vide d'échos et purement liquidienne. On peut considérer l'œuf clair comme l'élimination naturelle et précoce d'un œuf de mauvaise qualité.

Une femme qui a fait une fausse couche a-t-elle plus de risque d'en refaire une lors d'une grossesse ultérieure ?

Non, dans la grande majorité des cas. Mal vécue, surtout quand il s'agit d'une première grossesse, la fausse couche spontanée est pourtant un accident fréquent dans la vie d'une femme. Elle ne préjuge en rien des grossesses suivantes qui, pour la plupart, se déroulent normalement.

Qu'est-ce que le Distilbène ?

Le Distilbène est le nom commercial d'un traitement hormonal de synthèse qui a été prescrit en France entre 1950 et 1976 aux femmes enceintes en cas de menace de fausse couche. Les filles dont les mères ont pris du Distilbène peuvent présenter des malformations des organes génitaux, en particulier de la cavité utérine, du col de l'utérus et du vagin. Elles peuvent rencontrer des problèmes de fertilité, de grossesse extra-utérine ou de fausse couche précoce. Elles doivent bénéficier régulièrement de frottis cervico-vaginaux de dépistage et d'une surveillance particulière pendant la grossesse.

Qu'est-ce qu'une grossesse extra-utérine (GEU) ?

La grossesse extra-utérine est une grossesse qui se développe en dehors de la cavité utérine. Lors de la fécondation, le spermatozoïde et l'ovule se rencontrent dans la trompe. Puis, normalement, l'œuf se développe tout en progressant vers l'utérus qu'il va atteindre après une semaine pour se fixer dans l'endomètre : c'est la nidation. Lors d'une GEU, l'œuf ne progresse pas vers la cavité utérine mais se développe sur place dans la trompe et cette grossesse, mal implantée, ne peut être viable. On estime le nombre de GEU à deux pour cent naissances.

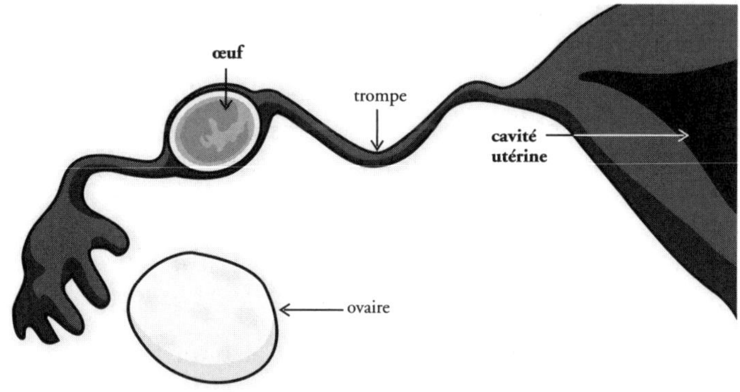

La grossesse extra-utérine : l'œuf se développe dans la trompe.

Quels sont les signes de la GEU ?

La GEU se manifeste souvent par des douleurs du bas-ventre et/ou des saignements, souvent peu abondants et brunâtres, qui surviennent en début de grossesse. Outre ces signes cliniques, deux examens permettent de confirmer le diagnostic : le dosage de l'HCG, l'hormone sécrétée pendant la grossesse, et l'échographie par voie vaginale. Le diagnostic est habituellement fait avant la principale complication qui est la rupture de la trompe avec l'hémorragie interne qu'elle entraîne.

Quelles sont les causes des GEU ?

Les MST, les antécédents d'infection des trompes (salpingite) qui lèsent la capacité des trompes à propulser l'œuf vers la cavité utérine, et le tabagisme constituent des facteurs de risque. Souvent, on ne retrouve aucune cause.

Quel est le traitement d'une GEU ?

En début de grossesse, l'injection d'un produit, le méthotrexate, peut arrêter le développement de l'œuf, mais souvent le traitement sera chirurgical par cœlioscopie. Il consiste à ouvrir la trompe et à en retirer l'œuf, mais parfois il faut aussi enlever la trompe si elle a été trop lésée.

Une femme qui a fait une GEU a-t-elle plus de chances d'en refaire une autre lors d'une nouvelle grossesse ?

Oui. Une femme qui a déjà fait une GEU est plus sujette à la récidive. Elle doit donc être particulièrement bien surveillée lors de la nouvelle grossesse débutante jusqu'à la certitude de son bon développement dans la cavité utérine.

Vous ne souhaitez pas garder la grossesse : l'IVG

Quels sont les textes qui régissent l'IVG en France ?

L'interruption volontaire de grossesse (IVG) est légale en France depuis la loi du 17 janvier 1975, confirmée le 31 décembre 1979. Puis les lois du 4 juillet 2001 et du 4 mars 2002 ont permis un accès plus facile à l'IVG aux jeunes femmes mineures et allongé le délai autorisé. Une circulaire de juillet 2004 a permis et défini les conditions dans lesquelles une interruption de grossesse en cabinet de ville pouvait être réalisée.

Jusqu'à quel terme peut-on pratiquer une IVG ?

En France, une IVG peut être pratiquée jusqu'à la fin de la douzième semaine de grossesse, c'est-à-dire avant la fin de la quatorzième semaine après le début des dernières règles (quatorze semaines d'aménorrhée).

Qui peut demander une IVG ?

Toute femme enceinte, majeure ou mineure, qui s'estime placée dans une situation de détresse peut demander à un médecin l'interruption de sa grossesse. Seule la femme concernée peut en faire la demande. Toutes les femmes françaises ou étrangères disposent en France des mêmes droits d'accès à l'IVG.

Dans quelles conditions une jeune femme mineure peut-elle demander une IVG ?

La jeune femme mineure doit demander cette intervention elle-même, en dehors de la présence de toute personne. Le consentement du père ou de la mère est la règle habituelle et permet à la jeune femme d'être soutenue par ses parents dans un moment difficile. Cependant, si la jeune femme mineure souhaite garder le secret vis-à-vis de ses parents ou si ce consentement ne peut être obtenu, l'IVG et les soins qui lui sont liés sont pratiqués à sa seule demande. Dans cette situation, la jeune femme mineure se fait accompagner dans sa démarche par une personne majeure de son choix.

Qui peut pratiquer une IVG et où peut-on la faire ?

L'IVG ne peut être pratiquée que par un médecin. Les IVG pratiquées par technique chirurgicale sont exclusivement réalisées dans un établissement de santé, hôpital ou clinique, jamais dans un cabinet. Les IVG par voie médicamenteuse peuvent être faites soit dans un établissement de santé, soit au cabinet de certains médecins exerçant en secteur libéral ou dans un centre de planning familial.

Combien coûte une IVG ?

Le tarif d'une IVG est un forfait qui ne peut en aucun cas être dépassé. Pour les IVG pratiquées par technique chirurgicale, ce tarif varie en fonction du type d'établissement, du mode d'anesthésie (locale ou générale) et de la durée d'hospitalisation. Pour une IVG médicamenteuse, le tarif varie suivant sa réalisation en établissement de santé ou en cabinet de ville. En 2008, et selon ces différentes modalités, ces forfaits variaient de 190 à 275 euros. Les frais relatifs à l'IVG sont pris en charge par la Sécurité sociale. Mutuelles et sociétés d'assurances prennent le plus souvent en charge la partie non remboursée. Dans certains cas, l'IVG peut être réalisée sans frais pour la patiente.

Peut-on faire une IVG de façon anonyme ?

Seule la réalisation d'une IVG dans un établissement de santé assurant la dispense d'avance de frais permet de garantir un véritable anonymat de l'intervention. Cependant, pour les IVG pratiquées en cabinet de ville, la feuille de soins remplie par le médecin ainsi que le décompte de remboursement transmis par la caisse d'assurance-maladie sont aménagés de façon à préserver la confidentialité de l'intervention vis-à-vis de l'entourage.

Comment s'informer sur l'IVG ?

Vous pouvez vous adresser à votre médecin traitant ou votre gynécologue. Si celui-ci ne pratique pas lui-même les IVG, il doit vous donner les coordonnées de praticiens réalisant ces interventions.

Sur le site du ministère de la Santé (www.sante.gouv.fr), vous trouverez aux lettres I comme IVG et C comme contraception des informations et, département par département, les coordonnées des structures pouvant vous renseigner et aussi vous aider dans vos démarches. Ces structures sont les permanences régionales d'information sur la contraception et l'IVG, les centres de planification familiale, les établissements d'information, de consultation et de conseil familial.

Quel est le nombre d'IVG pratiquées en France ?

Malgré la contraception, le nombre d'IVG reste assez stable, autour de 200 000 par an. Mais l'IVG est en augmentation chez les mineures avec plus de 10 000 cas annuels : 1 % des jeunes filles de quinze à dix-sept ans y ont eu recours l'année dernière.

Comment se passe la consultation avant l'IVG ?

Une première consultation médicale a lieu chez le médecin de votre choix, parfois déjà celui qui procédera à l'IVG. Il est là pour vous écouter, vous informer et vous aider, certainement pas pour vous juger ou vous culpabiliser. Cette première consultation comporte un entretien, un examen général et un examen gynécologique. À l'issue de cette consultation, le médecin vous remettra une attestation.

Pourquoi le médecin pratique-t-il ou demande-t-il souvent une échographie avant une IVG ?

Très souvent, le médecin pourra être amené à pratiquer ou à demander une échographie, ce qui peut être mal vécu psychologiquement par certaines femmes. Il faut comprendre son utilité pour confirmer la grossesse, sa localisation intra-utérine et, en cas de doute, son terme avec une grande précision de l'ordre de trois ou quatre jours : cela permet de savoir, en particulier, s'il est encore possible d'avoir recours à l'IVG médicamenteuse.

À quoi sert l'entretien que l'on propose avant une IVG et est-il obligatoire ?

Le médecin vous proposera de bénéficier d'un entretien psychosocial avec une conseillère conjugale. Cet entretien, facultatif pour une personne majeure, mais obligatoire pour une mineure, peut être un moment d'écoute, de soutien psychologique et de conseils, particulièrement utile dans cette période toujours éprouvante.

Combien de temps après la première consultation peut-on faire une IVG ? Quel est le délai de réflexion ?

La seconde consultation a lieu habituellement avec le médecin qui va pratiquer l'IVG et précède de peu celle-ci. Entre ces deux consultations médicales, un délai de réflexion d'une semaine est obligatoire. Cependant, si les démarches entreprises pour accéder à l'IVG ont été commencées tardivement et s'il y a un risque de dépassement du délai légal de douze semaines, ce délai de réflexion peut être réduit à quarante-huit heures. Il n'est pas rare que des femmes changent d'avis lors de cette période de réflexion. Si vous hésitez, demandez à votre médecin de vous laisser quelques jours supplémentaires pour réfléchir, sans toutefois attendre l'extrême limite car plus la grossesse est jeune, plus l'acte est aisé et les suites simples.

Quelles sont les méthodes de l'IVG ?

Jusqu'à sept semaines de grossesse, soit neuf semaines d'aménorrhée, l'IVG peut être réalisée par méthode chirurgicale ou médicamenteuse. Après sept semaines de grossesse, soit neuf semaines d'aménorrhée ou soixante-trois jours après le premier jour des dernières règles, l'IVG médicamenteuse n'est plus possible et il faut avoir recours à la méthode chirurgicale.

Qu'est-ce que l'IVG chirurgicale ?

L'intervention se déroule en établissement de santé par aspiration, sous anesthésie générale ou locale, et ne dure que quelques minutes. Cette technique s'avère beaucoup plus rapide et beaucoup moins agressive pour l'utérus que l'ancien curetage. Les méthodes et les produits modernes d'anesthésie autorisent, même avec une anesthésie générale, une sortie de la clinique ou de l'hôpital le jour même. Arrivée tôt le matin, à jeun, vous pouvez rentrer chez vous (accompagnée et sans conduire vous-même un véhicule) en fin d'après-midi.

Dans quelles conditions peut-on pratiquer une IVG sous anesthésie locale ?

Certains médecins pratiquent l'IVG sous anesthésie locale. Cela est possible si vous êtes d'accord, d'un tempérament calme, si la grossesse n'est pas trop avancée et si votre col peut se dilater facilement. Cependant, la dilatation du col peut se révéler douloureuse, surtout chez les femmes qui n'ont jamais accouché.

Que se passe-t-il après l'IVG ?

Après l'IVG, vous rentrez vous reposer chez vous, munie d'une ordonnance pour une pilule et souvent pour un produit destiné à contracter l'utérus. Les saignements ne doivent pas être trop abondants mais peuvent se poursuivre plusieurs jours pendant lesquels il convient d'éviter les bains (vous pouvez prendre des douches) et les rapports. Vous pouvez reprendre vos occupations habituelles dès le lendemain. Vous reverrez le médecin pour contrôle une quinzaine de jours plus tard. Entretemps, en cas de problèmes (saignements abondants, douleurs importantes, fièvre...), contactez votre médecin.

L'IVG peut-elle entraîner des complications ?

Avec les techniques actuelles, les complications des IVG (infection, rétention d'une partie de l'œuf) sont très peu fréquentes. Il ne faut pas pour autant considérer cette intervention comme anodine ou comme une méthode de contraception.

Qu'est-ce que l'IVG médicamenteuse, le RU 486 (la mifépristone) ?

La méthode consiste à prendre deux médicaments différents en comprimés en présence d'un médecin au cours de deux consultations, puis à s'assurer que la grossesse est bien interrompue au cours d'une visite de contrôle.

Le premier médicament, la mifépristone, interrompt la grossesse, le second déclenche des contractions utérines et l'avortement. Cinq consultations médicales sont prévues : la première et la deuxième pour une information puis un consentement. Le premier médicament est pris lors de la troisième consultation et le second médicament deux jours plus tard, lors de la quatrième consultation. C'est après cette seconde prise que l'avortement se déclenche. S'il se passe à domicile, il est souhaitable que la femme ne reste pas seule à ce moment-là. Une cinquième consultation de contrôle est prévue deux à trois semaines plus tard.

Où peut-on réaliser une IVG médicamenteuse et quel est son intérêt ?

Elle peut être réalisée en établissement de santé, en cabinet de ville ou dans un centre de planning. Cette technique évite toute anesthésie et limite l'agression psychologique que constitue toujours plus ou moins une IVG, mais elle connaît un petit pourcentage d'échecs nécessitant un recours ultérieur à l'aspiration classique.

Qu'appelle-t-on « l'IVG à domicile » ?

Depuis un décret de juillet 2004, l'IVG médicamenteuse peut être réalisée en médecine de ville, c'est ce qu'on a pu appeler « l'IVG à domicile ». Les médicaments sont pris en présence du médecin, mais l'expulsion de l'œuf se fait à domicile. Les médecins qui pratiquent ces actes doivent justifier d'un exercice régulier de ce type d'IVG dans un hôpital ou une clinique et ont passé une convention avec un établissement public ou privé afin que leurs patientes puissent y être admises en cas de problème. Cette méthode d'IVG permet à une femme d'avoir un seul interlocuteur durant toute la procédure, d'assurer une grande discrétion et de faire son interruption de grossesse dans un cadre familier. Ce type d'IVG est aussi désormais réalisable en centre de planning familial.

L'IVG médicamenteuse « à domicile » peut être envisagée jusqu'à sept semaines d'aménorrhée soit quarante-neuf jours après le début des règles. Entre sept et neuf semaines d'aménorrhée, soit jusqu'à soixante-trois jours après le début des règles, une IVG médicamenteuse peut toujours être envisagée mais elle devra être réalisée en établissement de santé.

Les problèmes de fertilité

De la fécondation à la nidation

Quelle est la période de fécondité dans un cycle ?

Sous l'influence du système de commande hypothalamus plus hypophyse, les ovaires vont sécréter des hormones et, chaque mois, pondre un ovule au milieu du cycle. Cet ovule ou gamète femelle contient les chromosomes, le patrimoine génétique de la mère. La période de fécondité comprend les trois jours précédant l'ovulation et les vingt-quatre heures qui la suivent. En effet, les spermatozoïdes peuvent rester vivants et fécondants pendant environ trois jours dans les voies génitales féminines alors que l'ovule meurt de solitude dans les vingt-quatre heures s'il n'est pas fécondé.

Comment se passe la spermatogenèse, la fabrication du sperme ?

Les spermatozoïdes ou gamètes mâles sont élaborés dans les tubes séminifères des testicules, de la puberté jusqu'à la fin de l'existence sans interruption. Chaque testicule contient quelques milliers de tubes qui affluent vers un canal plus gros, l'épididyme, prolongé par le canal déférent. Après leur fabrication dans les tubes séminifères, les spermatozoïdes sont transportés vers la queue de l'épididyme. Au moment de l'éjaculation, ils sont propulsés dans le canal déférent où ils se mélangent avec les sécrétions des vésicules séminales et de la prostate pour former le sperme, évacué par l'urètre. Parallèlement, les testicules sécrètent l'hormone mâle ou testostérone. La fabrication du sperme dure environ deux mois et demi, sous le contrôle de l'hypothalamus et de l'hypophyse.

Que se passe-t-il après l'éjaculation ?

Alors qu'un seul ovule vient d'être libéré par l'ovaire, ce sont plusieurs dizaines de millions de spermatozoïdes qui sont déversés au fond du vagin lors d'une éjaculation. Fuyant le milieu vaginal hostile, ils se dirigent vers le col. La glaire cervicale, abondante et hospitalière au moment de l'ovulation, leur permet de franchir le canal cervical. Les plus vigoureux poursuivent leur ascension dans les voies génitales féminines, traversant la cavité utérine et remontant dans la trompe. Seuls quelques centaines parviendront jusqu'à l'ovule.

Où se passe la fécondation ?

La rencontre entre l'ovule et les spermatozoïdes se fait dans le tiers externe de la trompe (le plus proche de l'ovaire). De nombreux spermatozoïdes entourent alors l'ovule, mais un seul va y pénétrer. Véritable messager du hasard, il va transmettre le patrimoine génétique du père et déterminera le sexe de l'enfant. Les deux gamètes fusionnent pour former une cellule unique. La cellule commence immédiatement à se multiplier en deux, puis en quatre cellules… une nouvelle vie commence.

Que se passe-t-il après la fécondation et quand se fait la nidation ?

Tout en se développant, l'œuf avance vers l'utérus sous l'influence des cellules munies de cils vibratiles qui tapissent les parois de la trompe. Après un séjour d'environ quatre jours dans la trompe, il arrive dans la cavité utérine où il va rester libre encore deux ou trois jours avant de s'y implanter : c'est la nidation, qui nécessite une muqueuse utérine (endomètre) accueillante, préparée par les hormones ovariennes.

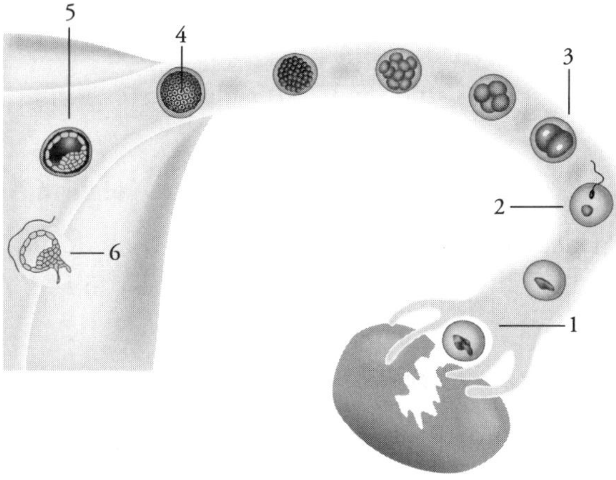

1. ponte ovulaire. 2. fécondation.
3 et 4. du 16e au 18e jour du cycle,
segmentation de l'œuf en blastomères.
5. blastocyte. 6. implantation au 21/22e jour du cycle.

De l'ovulation à la nidation de l'œuf dans l'utérus

Les causes des infertilités

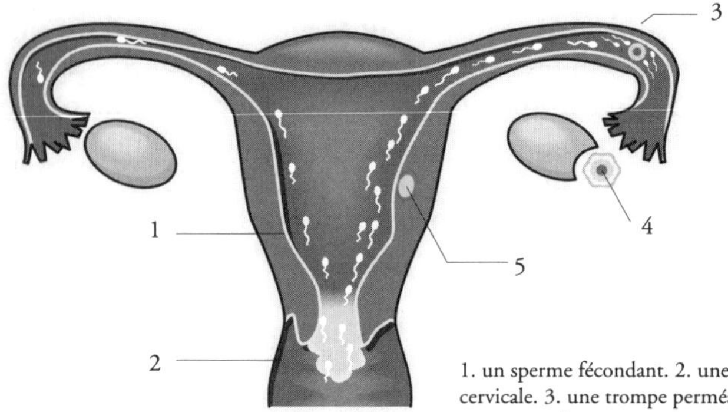

1. un sperme fécondant. 2. une bonne glaire cervicale. 3. une trompe perméable permettant la rencontre du spermatozoïde et de l'ovule. 4. une bonne ovulation. 5. un endomètre permettant la nidation

Les cinq conditions nécessaires à la survenue d'une grossesse

Quelle est la différence entre infertilité et stérilité ?

En médecine, on parle plutôt d'infertilité (qui évoque mieux la difficulté à procréer) que de stérilité (qui caractérise une inaptitude définitive).

L'infertilité est-elle fréquente ?

En France, on estime qu'environ un couple sur six va consulter pour un problème de fertilité. 30 % des problèmes d'infertilité sont d'origine féminine, 20 % d'origine masculine, 40 % d'origine mixte et 10 % restent inexpliqués.

Quelles sont les causes des infertilités ?

Phénomène très complexe, la fécondation nécessite le bon déroulement simultané de plusieurs fonctions. Qu'il manque un seul facteur ou qu'un mécanisme « se grippe » et la fécondation ne pourra se réaliser. L'œuf naît de la rencontre d'un ovule et d'un spermatozoïde. Tout ce qui peut altérer la production de l'ovule ou des spermatozoïdes, interdire leur rencontre ou encore empêcher la nidation, constituera une cause d'infertilité. Les causes d'infertilité sont multiples et peuvent parfois s'associer entre elles, compliquant ainsi les problèmes.

Est-ce que l'on trouve toujours la cause d'une infertilité ?

Dans environ 10 % des cas de couples infertiles, malgré une exploration complète, aucune cause ne peut être invoquée : tout est « normal ». On parle alors de stérilité inexpliquée ou idiopathique. Si certains évoquent des causes psychologiques, peut-être s'agit-il tout simplement d'une limite de nos connaissances médicales.

Qu'est-ce qu'une dysovulation ?

Quand une femme ovule mal, on parle de dysovulation et quand elle n'ovule pas, d'anovulation. Habituellement, il existe alors des troubles des cycles, qui sont très irréguliers. Après trente-cinq/trente-sept ans, les troubles de l'ovulation augmentent car les ovaires répondent moins bien aux ordres de l'hypothalamus et de l'hypophyse.

À partir de quel âge la fertilité diminue-t-elle ?

La fertilité commence à décliner à partir de trente-cinq/trente-sept ans, diminue fortement après quarante ans et s'effondre après quarante-cinq ans. À trente ans, 95 % des femmes qui désirent un enfant y parviendront, mais à quarante ans, seules 65 % pourront parvenir à une grossesse et donc 35 % n'arriveront plus à être enceintes.

Lors d'un cycle normal, quelles sont les chances de grossesse ?

La probabilité de grossesse lors d'un cycle sans contraception est, en moyenne, d'une chance sur quatre à vingt-cinq ans, d'une chance sur huit à trente-cinq ans et d'une chance sur seize à quarante ans. Après quarante-cinq ans, la probabilité de grossesse va tendre vers 0.

Des cycles réguliers sont-ils une preuve de fertilité ?

Des cycles menstruels réguliers ne sont pas une preuve suffisante de fertilité, surtout après quarante ans. En effet, le fonctionnement des ovaires et la qualité des ovulations s'altèrent plusieurs années avant l'arrêt définitif des règles, qui caractérise la ménopause.

Quel conseil donner à une femme de plus de trente-cinq ans qui désire un enfant mais qui hésite ?

On peut comprendre le temps de réflexion nécessaire pour prendre une décision aussi importante et engageante. Cela dit et d'un point de vue strictement médical, si l'on ne devait donner qu'un seul conseil à une femme de plus de trente-cinq ans et a fortiori de plus de quarante ans qui désire un enfant, ce serait de ne pas attendre.

Pourquoi y a-t-il de plus en plus de grossesses tardives ?

L'âge de la première maternité en France avoisine désormais trente ans et le nombre de grossesses tardives augmente régulièrement. Chaque année en France, près de 30 000 femmes de plus de quarante ans (contre 8 600 en 1980) mettent au monde des enfants. Plusieurs facteurs concourent à l'augmentation de ces grossesses après quarante ans, qui sont le plus souvent désirées : les études de plus en plus longues, l'activité professionnelle, les unions tardives, l'inflation du nombre des divorces aboutissant à des couples recomposés et désirant leurs propres enfants.

Quelles sont les causes des troubles de l'ovulation ?

L'origine des troubles de l'ovulation peut être haute : c'est l'étage de commande hypothalamus + hypophyse qui fonctionne mal. Les raisons peuvent en être multiples : toutes les formes de stress, de perturbations psychologiques ou affectives peuvent modifier le cycle menstruel. Il suffit parfois d'une contrariété, d'un examen, d'un voyage, pour dérégler un cycle. En cas de traumatisme psychologique important (décès inattendu d'un proche par exemple), un arrêt des règles de plusieurs mois, en rapport avec un blocage de l'ovulation, n'est pas rare.

La sécrétion en excès d'une hormone hypophysaire, la prolactine, peut aussi perturber l'ovulation.

Quand l'étage de commande hypophysaire fonctionne mal et que les ovaires répondent insuffisamment aux ordres, ils sont souvent gros, douloureux, porteurs de nombreux petits kystes : on parle alors de dystrophie ovarienne.

Comment explorer un trouble de l'ovulation ?

Les moyens d'exploration du fonctionnement des ovaires et de l'ovulation sont l'étude de la courbe de température, les dosages hormonaux, l'échographie pelvienne.

Quels sont les traitements des troubles de l'ovulation ?

Le traitement des infertilités hormonales féminines vise, quand cela est possible, à rétablir une ovulation normale, suivie de la production d'un corps jaune de bonne qualité, dont les sécrétions hormonales sont indispensables à la nidation et au maintien de l'œuf. Il existe des traitements de stimulation ovarienne mais, si le principe de ces traitements semble simple, leur mise en pratique s'avère parfois délicate.

Qu'est-ce qu'un sperme normal et fécondant ?

Pour que le sperme soit fécondant, il faut qu'il y ait suffisamment de spermatozoïdes et qu'ils présentent une bonne vitalité et une morphologie normale pour un nombre suffisant.

Quelles sont les anomalies possibles du sperme ?

Quand il y a peu de spermatozoïdes, on parle d'oligospermie. Quand leur mobilité est insuffisante, il s'agit d'une asthénospermie. Quand il y a beaucoup de formes anormales, on parle de tératospermie. Parfois, les anomalies du sperme portent sur ces trois paramètres : il s'agit d'une oligo-asthéno-tératospermie. Parfois encore, il n'y a que du liquide et aucun spermatozoïde dans le sperme. Il s'agit alors d'une azoospermie qui peut être de deux types : les testicules travaillent normalement et fabriquent des spermatozoïdes mais les canaux excréteurs ne fonctionnent pas : l'azoospermie est dite « excrétoire » ; les testicules ne fabriquent aucun spermatozoïde : l'azoospermie est dite alors « sécrétoire ».

Quels sont les moyens d'exploration du sperme ?

Les moyens d'exploration du sperme sont le test post-coïtal de Hühner, le spermogramme, le test de pénétration croisée, la recherche d'une auto-immunisation avec agglutination spontanée, les dosages hormonaux.

Dans quelles circonstances l'ovule et le spermatozoïde ne peuvent-ils pas se rencontrer ?

Parfois, la trompe est totalement bouchée, obturée, souvent au niveau du pavillon. Quand celui-ci est simplement rétréci, on parle de phimosis tubaire. Dans ces cas, le pavillon ne peut recueillir l'ovule pondu, qui tombe dans la cavité abdominale et se dissout. Il peut aussi exister des adhérences péritubaires autour des pavillons, venant gêner le recueil des ovules. La paroi des trompes peut encore être altérée et ne plus remplir ses fonctions de propulsion et de nutrition de l'œuf.

Les altérations des trompes représentent une cause majeure d'infertilité féminine. Elles ont le plus souvent une origine infectieuse : une salpingite en rapport avec une maladie sexuellement transmissible. La prévention et le traitement des MST constituent donc le meilleur traitement préventif des stérilités tubaires.

L'endométriose – maladie très particulière caractérisée par une dissémination en dehors de la cavité utérine de petits fragments de muqueuse endométriale – touche souvent les trompes et peut altérer leur fonctionnement.

Quels sont les moyens d'exploration et de traitement des obstacles à la fécondation ?

Les moyens d'exploration reposent surtout sur l'hystérosalpingographie et sur la cœlioscopie.

La procréation médicalement assistée (la fécondation in vitro) permet de court-circuiter le rôle de la trompe en mettant directement en contact ovule et spermatozoïde.

Peut-il y avoir des problèmes de glaire cervicale ?

Parfois, même bien mobiles et nombreux, les spermatozoïdes ne peuvent franchir le col : le plus souvent, la glaire n'est pas assez abondante. Parfois elle est trouble, infectée. Beaucoup plus rarement peuvent s'y développer des anticorps interdisant le passage des spermatozoïdes.

Quels sont les moyens d'exploration et de traitement des problèmes de glaire cervicale ?

Les moyens d'exploration sont l'analyse de la glaire en laboratoire, le test post-coïtal de Hühner, le test de pénétration croisée, la recherche d'anticorps antispermatozoïdes. Il peut s'avérer nécessaire de court-circuiter le rôle du col par une insémination artificielle, en déposant le sperme directement dans la cavité utérine.

Dans quelles circonstances la nidation ne se fait-elle pas ?

Parfois, la fécondation et la formation d'un œuf ont bien eu lieu, mais celui-ci n'arrive pas à s'implanter, à se nider dans l'endomètre. Cela peut provenir de deux raisons :

- il existe une anomalie de l'utérus : malformation congénitale, présence d'un fibrome ou d'un polype dans la cavité utérine ;
- il existe une altération infectieuse ou traumatique de l'endomètre.

Quels sont les moyens d'exploration quand la nidation ne se fait pas ?

L'exploration repose alors sur l'hystérographie, l'hystéroscopie, la biopsie d'endomètre, l'échographie, la cœlioscopie.

La consultation et les examens du couple infertile

Devant une infertilité, à partir de quand commencer des investigations ?

Devant l'impatience et l'inquiétude des couples, on peut considérer comme raisonnable d'entreprendre des explorations après une attente déçue de douze à dix-huit mois, parfois même plus tôt dans certains cas particuliers où il existe un problème déjà connu chez l'un des membres du couple, ou encore lorsque la femme a plus de trente-cinq ans, âge au-delà duquel la fertilité naturelle diminue.

L'exploration d'une stérilité exige une grande méthode et commence par les moyens les plus simples pour se poursuivre par des procédés plus complexes et médicalement plus « lourds ».

Faut-il s'inquiéter après deux ou trois cycles sans grossesse ?

Ne vous inquiétez pas et ne consultez pas trop rapidement. La nature peut prendre son temps, ne soyez donc pas trop impatiente : un délai pouvant aller jusqu'à une année pour obtenir une grossesse est considéré comme médicalement normal chez un couple ayant des rapports réguliers.

Quelle est la place de l'homme lors de l'exploration d'un couple infertile ?

Le désir d'enfant est profondément inscrit dans le cerveau de la femme et traditionnellement c'est elle qui consulte la première un gynécologue. Pourtant, l'homme semble souvent en cause. Parfois, la responsabilité est partagée entre les deux partenaires. Vous avez compris que lorsqu'un couple infertile décide une démarche médicalisée, il convient que l'homme soit motivé et préparé à y participer. Il ne faut pas confondre fertilité et virilité. Un homme infertile peut avoir une excellente puissance sexuelle.

Comment se passe la première consultation pour infertilité ?

Elle ressemble à une consultation de gynécologie classique.

L'entretien explore votre passé médical et gynécologique et précise la régularité des cycles, les épisodes éventuels d'aménorrhée ; les méthodes de contraception employées jusqu'à présent, leur tolérance et leurs incidents éventuels ;

les antécédents infectieux (en particulier salpingite, péritonite, appendicite, maladies sexuellement transmissibles) ; les antécédents chirurgicaux gynécologiques : interventions sur les trompes, les ovaires, curetage biopsique ; les éventuelles grossesses antérieures : quand et comment se sont-elles déroulées et achevées (accouchements, fausses couches spontanées, interruptions volontaires de grossesses).

Quand il n'y a jamais eu de grossesse, on parle d'infertilité primaire. Si vous avez déjà été enceinte, au moins une fois, on parle d'infertilité secondaire. S'il y a déjà eu une grossesse, il est bien entendu important de savoir si c'est avec le partenaire actuel. Peut-être aussi n'avez-vous jamais été enceinte mais votre compagnon, lui, a-t-il déjà eu des enfants avec une autre femme.

L'entretien précise aussi le début de désir de grossesse et la fréquence des relations sexuelles, ainsi que leur situation au cours du cycle. Si votre partenaire effectue de fréquents déplacements professionnels, vous pouvez souvent manquer la courte période de fécondité au moment de l'ovulation.

L'examen gynécologique proprement dit contrôle la taille, la mobilité et la sensibilité de l'utérus et des ovaires. Il recherche des signes d'infection, du col et du vagin en particulier. Il apprécie la qualité (clarté, abondance et filance) de la glaire cervicale.

Pourquoi se constituer un dossier quand on consulte pour infertilité ?

Dans tous les cas, constituez-vous un dossier avec tous vos examens antérieurs classés par ordre chronologique. Notez-y aussi tous les traitements déjà entrepris. Ce dossier vous sera précieux, en particulier si vous devez consulter un nouveau médecin. En effet, au cours du (souvent long) parcours de l'exploration et du traitement d'une infertilité, beaucoup de couples abandonnent leur gynécologue habituel en l'incriminant dans l'absence de résultat et se tournent vers un autre praticien. Dans l'immense majorité des cas, cette attitude n'est pas justifiée… mais elle est humaine et compréhensible.

Peut-on connaître rapidement la cause d'une infertilité ?

En général, la première consultation ne permet pas d'identifier une cause évidente. En effet, quand il existe une cause flagrante, celle-ci est habituellement déjà connue de la femme ou du couple. Le gynécologue va donc demander un certain nombre d'examens complémentaires qui vont permettre de progresser très méthodiquement et prudemment dans l'exploration, puis le traitement de l'infertilité.

Quels sont les renseignements apportés par la courbe de température ?

Elle consiste à prendre sa température, chaque matin, avec le même thermomètre ramené au-dessous de 36,5 °C et avant de mettre le pied par terre et ce, pendant au moins deux ou trois cycles. Cela peut être jugé astreignant, cependant cette courbe est riche en enseignements.

Le décalage thermique témoigne d'une ovulation : c'est la progestérone sécrétée par le corps jaune après l'ovulation qui est thermogénique et fait monter la température. Le jour de l'ovulation est normalement le point le plus bas avant le décalage thermique. Parfois, le décalage n'est pas franc mais en paliers.

Après l'ovulation, la seconde partie de la courbe, appelée « plateau thermique », correspond à la durée de vie du corps jaune qui doit être au moins de dix jours. Un plateau thermique plus court témoigne d'une mauvaise ovulation, alors qu'un plateau qui se prolonge au-delà de quatorze jours peut être le signe d'une grossesse débutante.

Courbe normale

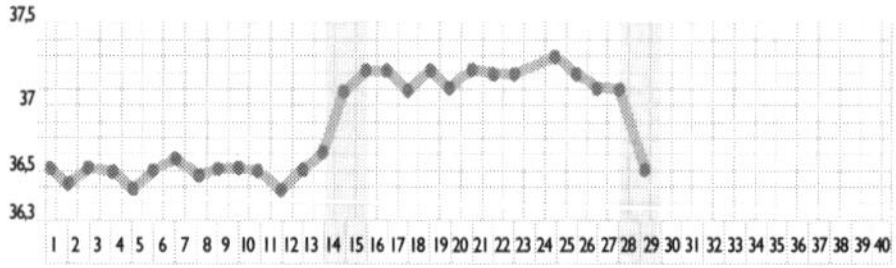

Absence d'ovulation

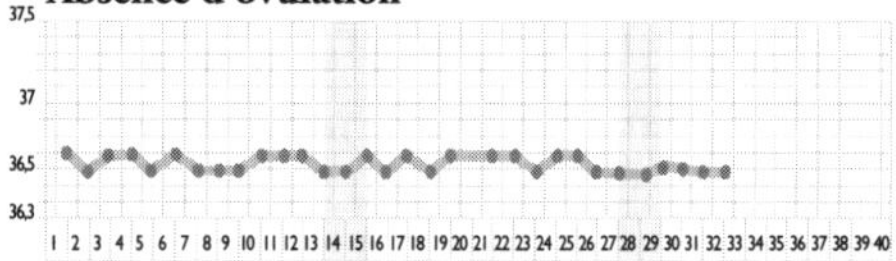

Insuffisance lutéale

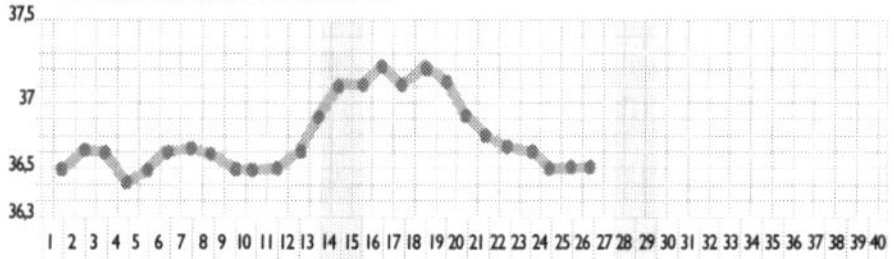

Courbe de grossesse

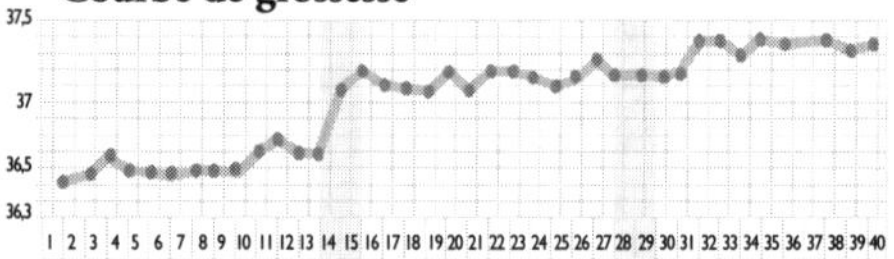

• Courbe normale : les 12 ou 13 premiers jours, la température du corps se situe en dessous de 37 °C. Elle monte brusquement au-dessus au moment de l'ovulation, et ce pendant plus de 10 jours. Puis elle retombe et les règles apparaissent : au 29e jour, par exemple. Le corps jaune a produit de la progestérone sur une durée suffisante.
• Absence d'ovulation : la courbe reste plate. La température est inférieure à 37 °C pendant tout le cycle. Il n'y a pas d'ovulation.
• Insuffisance lutéale : la température s'élève au-dessus de 37 °C, mais elle ne reste à cette température que pendant quelques jours. Le corps jaune ne sécrète pas assez de progestérone.
• Courbe de grossesse : la température reste élevée. Les règles ne surviennent pas. Il y a une grossesse, un œuf s'est implanté dans l'endomètre.

À quoi servent les dosages hormonaux ?

Réalisés par prises de sang à certains moments précis du cycle et parfois lors de plusieurs cycles, les dosages hormonaux plasmatiques renseignent sur la qualité de l'ovulation et des sécrétions ovariennes et hypophysaires. On dose habituellement les œstrogènes, la progestérone, la prolactine et les gonadotrophines hypophysaires FSH et LH. Ils permettent aussi d'apprécier l'efficacité des traitements de stimulation de l'ovulation.

Qu'est-ce que le test post-coïtal de Hühner ?

Cet examen fondamental permet d'étudier le comportement des spermatozoïdes dans la glaire cervicale. Il faut vous rendre au cabinet du gynécologue vers la période de l'ovulation, deux à douze heures après un rapport sexuel, qui aura eu lieu après au moins trois jours d'abstinence. Ne faites pas de toilette intime avant la consultation. Le médecin apprécie l'ouverture du col, et l'abondance, la filance et la clarté de la glaire dont il va prélever et examiner quelques gouttes au microscope. Il note le nombre de spermatozoïdes visibles par champ et leur mobilité : s'il y en a plusieurs, bien mobiles, le test est positif, c'est bon signe.

Qu'est-ce qu'un spermogramme ou spermocytogramme ?

Il vient compléter les renseignements fournis par le test de Hühner et a pour but d'analyser le nombre, la mobilité et la morphologie des spermatozoïdes.

En moyenne, le volume d'un éjaculat est de deux à sept millilitres. Le nombre de spermatozoïdes doit être supérieur à vingt millions par millilitre. Normalement, au moins 60 % des spermatozoïdes doivent être mobiles après une heure et le pourcentage de formes anormales (qui existent dans tous les spermes) doit rester inférieur à 40 %. Le spermocytogramme est réalisé dans un laboratoire que vous conseillera votre gynécologue.

Comment se passe le recueil du sperme pour le spermocytogramme ?

Le recueil du sperme est réalisé sur place au laboratoire par masturbation après trois à cinq jours d'abstinence. Une pièce isolée et calme, où vous pouvez accompagner votre compagnon pour l'encourager, est spécialement destinée à cet effet.

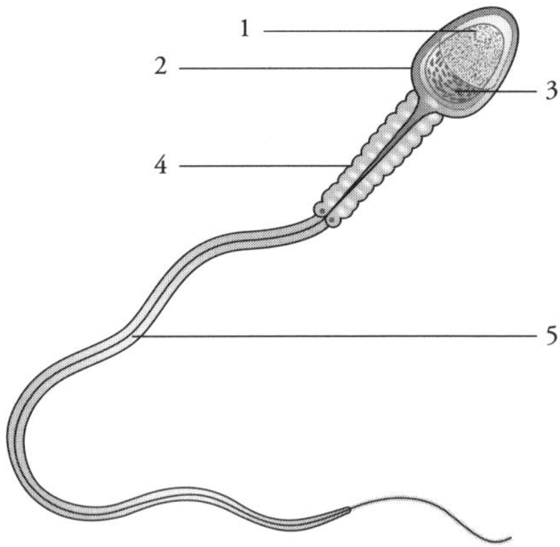

1. acrosome. 2. tête. 3. noyau.
4. pièce intermédiaire.
5. flagelle.

Le spermatozoïde

Qu'est-ce qu'un test de pénétration croisée ?

Ce test peut être préconisé si le test post-coïtal reste déficient malgré un spermocytogramme satisfaisant et un enrichissement de la glaire par les œstrogènes.

Il consiste à étudier en laboratoire la pénétration du sperme de l'homme dans la glaire de sa compagne et dans une glaire témoin (donnée par une autre femme) et, parallèlement, la pénétration d'un sperme témoin (fourni par un autre homme) dans la glaire de la patiente. Si les spermatozoïdes de votre compagnon pénètrent bien dans la glaire témoin et pas dans la vôtre, on recherchera des anticorps antispermatozoïdes.

Quels sont les renseignements apportés par l'hystérosalpingographie ?

L'hystérosalpingographie permet de visualiser le défilé du col, la cavité utérine et les trompes. Les anomalies les plus fréquemment rencontrées en cas de stérilité se situent au niveau des trompes et peuvent être de différents ordres : sténose, obturation complète, dilatation, phimosis des pavillons, disparition des plis muqueux, diverticules…

- Si le col ou la cavité ne sont pas normaux, on réalisera une hystéroscopie qui permet de visualiser l'intérieur de l'utérus avec une optique très fine. L'hystéroscopie peut être utilement complétée par une biopsie d'endomètre, destinée à apprécier les qualités de la muqueuse utérine.
- S'il existe une anomalie des trompes, on pratiquera, sous anesthésie générale, en clinique ou à l'hôpital, une cœlioscopie qui permet de voir directement l'aspect des trompes. Parfois, au cours de cette cœlioscopie, un certain nombre de gestes thérapeutiques (comme la libération d'adhérences autour des trompes et des ovaires) peuvent être réalisées.

Quels sont les renseignements apportés par l'échographie pelvienne ?

Elle permet de préciser les contours et dimensions de l'utérus et l'aspect des ovaires, mais ne saurait remplacer l'hystérosalpingographie. Elle est aussi utilisée dans la surveillance des stimulations de l'ovulation.

Quand avoir recours à l'aide médicale à la procréation (AMP) ?

En général, au cours de ces explorations, la cause de l'infertilité a pu être déterminée et un traitement médical adéquat mis en route quand c'est possible. Parfois, aucun traitement médical ne peut fournir de solution car l'ovule et le spermatozoïde ne peuvent se rencontrer ; c'est le cas en particulier quand les trompes sont bouchées ou altérées. La médecine va devoir alors favoriser la rencontre de l'ovule et du spermatozoïde. C'est ce que l'on appelle l'« aide médicale à la procréation ».

L'AIDE MÉDICALE À LA PROCRÉATION (AMP)

Qu'est-ce que l'aide médicale à la procréation ?

L'AMP désigne les pratiques cliniques et biologiques permettant la conception in vitro, le transfert d'embryons et l'insémination artificielle, ainsi que toute technique d'effet équivalent permettant la procréation en dehors du processus naturel. L'AMP est régie par les lois de bioéthique.

Qui peut bénéficier d'une AMP ?

Tous les couples consultant pour infertilité ne se verront pas proposer une AMP. À certains, on conseillera de patienter encore un peu. Chez d'autres, on emploiera des traitements de stimulation de l'ovulation. Quand une AMP est envisagée, le médecin va donner au couple des explications, un livret d'information ainsi qu'un formulaire de consentement. D'après la loi française, l'AMP est réservée aux couples mariés ou aux couples ayant une preuve de vie commune depuis au moins deux ans. La loi précise que le couple comprend un homme et une femme : les couples homosexuels ne peuvent donc avoir recours à une AMP en France. Par ailleurs, au moment de la mise en œuvre des traitements, les deux membres du couple doivent être en âge de procréer et vivants. Après le décès d'un homme, on ne pourrait pratiquer une insémination artificielle avec une paillette de son sperme qui aurait été conservée.

L'AMP est-elle prise en charge par la Sécurité sociale ?

Il existe un nombre limité d'essais pris en charge par la Sécurité sociale : six pour les inséminations artificielles et quatre pour les FIV et les ICSI, à condition que la femme ait moins de quarante-trois ans.

Qu'est-ce que la fécondation in vitro (FIV) ?

Le premier « bébé-éprouvette » est la petite Louise Brown, aujourd'hui mère elle-même, née en Angleterre en 1978 ; en France, c'est Amandine, née en 1982 à l'hôpital Antoine-Béclère de Clamart.

Après stimulation de l'ovulation et recueil du ou des ovocytes, la fécondation in vitro consiste à faire se rencontrer l'ovule et le spermatozoïde en laboratoire, dans un tube à essai (d'où le nom de « bébé-éprouvette »). Après la fécondation, l'œuf est conservé au laboratoire, puis replacé délicatement dans la cavité utérine. Les chances de succès de la fécondation in vitro dépassent 20 % par tentative, soit pratiquement autant que naturellement avec un couple sans problème. En cas d'échec, on peut faire de nouvelles tentatives.

Quel est le taux de succès de la FIV ?

En réalité, le taux de succès ou d'échec est très dépendant de l'âge de la femme. Après quatre tentatives de FIV, les chances d'avoir un bébé pour un couple sont d'environ 50 % avant trente ans, 30 % à quarante ans et 20 % à 42 ans.

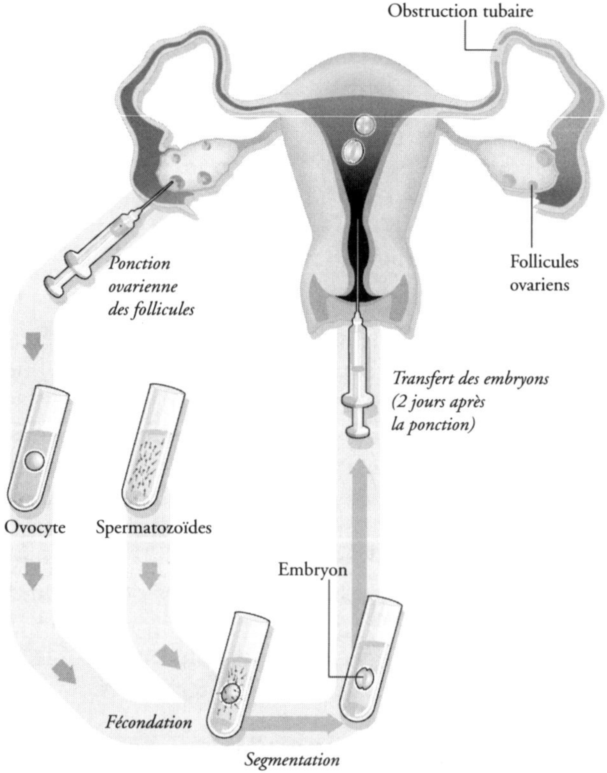

Les différentes étapes de la FIV

Qu'est-ce que l'ICSI (*Intra Cytoplasmic Sperm Injection*) ?

C'est une technique de FIV pendant laquelle on introduit directement un seul spermatozoïde dans l'ovule à l'aide d'une pipelle.

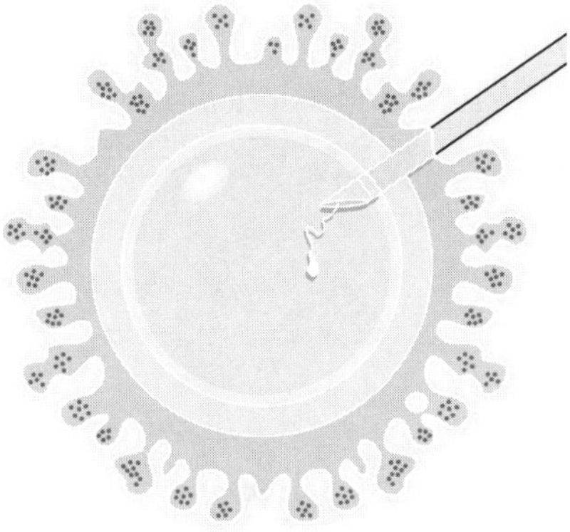

L'ICSI : un seul spermatozoïde est introduit dans l'ovule.

Qu'est-ce que l'insémination artificielle avec sperme du conjoint (IAC) ?

Elle consiste à déposer, au moment de l'ovulation, le sperme du conjoint directement dans le canal cervical ou dans la cavité utérine. En général, le sperme a été préalablement préparé, enrichi pour augmenter sa concentration en spermatozoïdes mobiles. On peut y avoir recours lorsque les qualités du sperme sont insuffisantes et la glaire médiocre ou hostile, avec un mauvais test post-coïtal de Hühner.

Qu'est-ce que l'insémination artificielle avec sperme de donneur (IAO) ?

Les modalités de l'insémination sont identiques à celles de l'IAC, mais cette fois-ci il s'agit de paillettes de sperme congelé provenant d'un autre homme et que l'on se procure dans une banque du sperme. On peut y avoir recours quand le sperme du mari est définitivement non fécondant. Il ne sera jamais possible de connaître l'identité du « père » génétique car le don de sperme est anonyme et gratuit. Les donneurs doivent être en bonne santé et avoir un sperme de bonne qualité. On s'efforce de sélectionner un donneur dont les caractéristiques physiques se rapprochent de celles du mari.

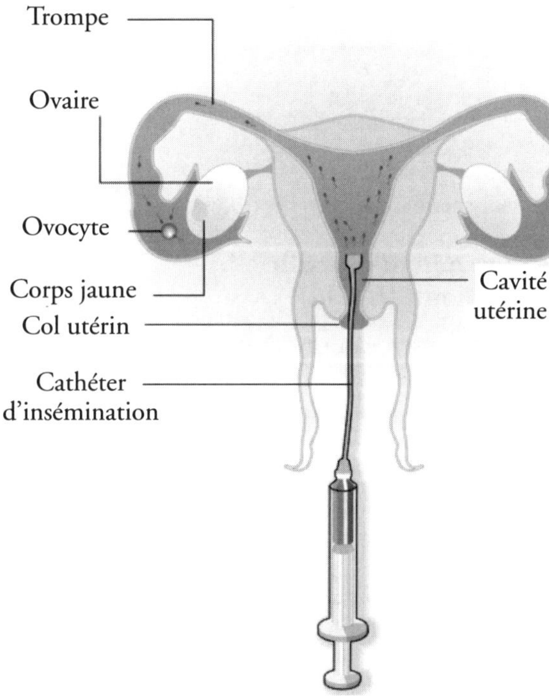

Insémination artificielle intra-utérine

TROISIEME PARTIE

TROUBLES INTIMES

Maux d'amour

Qu'est-ce que les MST ?

Qu'appelle-t-on MST ?

Les maladies sexuellement transmissibles (MST), sont des maladies causées par des microbes (virus, bactéries ou parasites) et qui se transmettent d'une personne à l'autre au cours des relations sexuelles.

Qu'appelle-t-on IST ?

Considérant que certains sujets peuvent être infectés par un microbe sexuellement transmissible mais sans présenter de symptôme d'une maladie, on emploie désormais souvent en médecine le terme d'IST (infection sexuellement transmissible), plus large que celui de MST.

Pourquoi appelle-t-on les MST les maladies vénériennes ?

Cela vient du latin *venus, veneris,* du nom romain de la déesse de l'Amour et de la Beauté : Venus, fille de Jupiter et mère de Cupidon.

Les MST entraînent-elles toujours des symptômes et/ou des complications ?

Les MST peuvent entraîner des symptômes plus ou moins importants, mais passent aussi souvent inaperçues. Les symptômes ou des complications peuvent survenir rapidement, mais également des semaines, des mois voire des années plus tard. Lorsque le diagnostic et le traitement sont rapides, la plupart des MST guérissent vite, bien et sans séquelles, mais certaines sont redoutables, comme le sida ou l'hépatite B.

Pourquoi y a-t-il toujours plus de MST et pourquoi n'arrive-t-on pas à les éradiquer ?

Les MST connaissent une certaine recrudescence et concernent des femmes de plus en plus jeunes. De nombreux facteurs concourent à leur expansion :

- la plus grande liberté sexuelle ;
- les hommes et les femmes à partenaires multiples ;
- le fait que certains sujets sont porteurs d'une MST mais sans symptômes cliniques, donc les transmettent sans le savoir ;
- le fait que les MST voyagent beaucoup. Un germe contracté un jour sur une plage à l'autre bout du monde se retrouve le lendemain à Paris, Bruxelles ou Montréal ;
- enfin, la difficulté à retrouver et à traiter la ou le partenaire. Quand une femme est traitée pour une MST, elle a parfois déjà quitté le partenaire contaminateur et se désintéresse alors de son sort, d'autant plus qu'elle lui en veut car elle le rend responsable de son état. Il en va souvent ainsi des partenaires de vacances, habituellement occasionnels, mal identifiés et qui ont la particularité de s'évanouir rapidement dans la nature.

Quand suspecter une MST ?

Certains signes doivent alerter et conduire à consulter, surtout si cela survient après un rapport non protégé et suspect, avec un partenaire mal identifié ou à la fidélité douteuse :

- des pertes vaginales, inhabituelles par leur couleur, leur odeur, leur abondance, l'irritation qu'elles provoquent ;
- des démangeaisons dans la région génitale qui traduisent une inflammation de la vulve, du vagin ;
- des troubles urinaires : difficulté ou douleurs en urinant, envies fréquentes ;
- des rapports sexuels devenus douloureux ;
- l'apparition de un ou plusieurs ganglions dans l'aine ;
- l'apparition d'une lésion (ulcération ou excroissance) au niveau des organes génitaux.

La simple consultation médicale peut-elle diagnostiquer une MST ?

Lors d'une consultation, le seul examen clinique gynécologique permet de poser un diagnostic de mycose ou de trichomonas et d'orienter vers une infection des organes génitaux externes ou des voies génitales basses, tandis que des douleurs pelviennes (du bas-ventre) ou lombaires (reins) spontanées, accompagnées ou non de fièvre et de pertes anormales, peuvent faire suspecter une infection haute de l'utérus (endométrite) ou des trompes (salpingite).

Quels sont les examens complémentaires prescrits en cas de suspicion de MST ?

Souvent, le médecin va prescrire un bilan complet en laboratoire. Plusieurs prélèvements génitaux, indolores et effectués au niveau du vagin, du col et de l'urètre avec des écouvillons (comme lors d'une consultation de gynécologie normale) seront mis en culture et analysés. En cas d'infection, le germe en cause, sa concentration et les antibiotiques efficaces pourront être identifiés. Par ailleurs, une prise de sang permettant des sérodiagnostics est aussi souvent prescrite. Les résultats sont obtenus rapidement en quelques jours. Il n'est pas rare de découvrir l'association de deux ou plusieurs MST lors d'un bilan.

Quels sont les risques d'un diagnostic tardif de MST ?

Parfois, la MST n'est découverte que tardivement, des mois, voire des années plus tard, quand elle a commis des dégâts irréversibles ou entraîné des troubles gênants comme des douleurs pelviennes chroniques ou une stérilité d'origine tubaire (trompes bouchées).

Quel est le moyen de protection contre les MST ?

Le préservatif reste le moyen le plus sûr de protection contre les MST.

Que faire en cas de rapport sexuel douteux, sans préservatif ?

En cas de rapport douteux, sans préservatif, mieux vaut consulter. Dans la plupart des cas, une MST diagnostiquée tôt et traitée correctement va guérir rapidement et sans séquelles.

Faut-il traiter le partenaire en cas de MST ?

La guérison d'une MST nécessite le traitement simultané de votre ou de vos partenaires ou bien encore des autres relations de votre partenaire.

En cas de MST, le partenaire masculin ne présente souvent aucun symptôme et peut alors parfois mal percevoir la nécessité d'un traitement. Il lui est alors possible de vous accompagner en consultation pour obtenir des explications. Un médecin ne donnera jamais d'information par téléphone vous concernant à un inconnu.

Comment faire la différence entre pertes vaginales normales et pertes suspectes ?

Le vagin étant tapissé par une muqueuse, il est effectivement normal, physiologique qu'il y ait des sécrétions, des pertes vaginales, tout au long du cycle. Quand ces pertes sont inhabituelles par leur abondance, leur aspect, leur couleur, leur odeur, cela devient anormal mais pas forcément grave et il est prudent de consulter.

Les différentes MST

Les mycoses vulvo-vaginales

La mycose vulvo-vaginale est-elle toujours une MST ?

Non, dans la grande majorité des cas. Si les mycoses ou candidoses vulvo-vaginales peuvent se transmettre par les rapports, elles ne sont pas forcément, loin de là, d'origine sexuelle. Même sans aucune relation sexuelle, une femme peut développer une mycose. Les mycoses vulvo-vaginales sont extrêmement fréquentes. Elles ne sont jamais graves, mais toujours gênantes.

Quels sont les signes d'une mycose vulvo-vaginale ?

La mycose se traduit par des démangeaisons et une sensation de brûlure au niveau du vagin et de la région vulvaire. Les petites lèvres sont rouges, enflammées, parfois même gonflées. Les relations sexuelles deviennent rapidement douloureuses voire impossibles. Cette inflammation locale s'accompagne de pertes blanches caractéristiques : très épaisses, collantes, ressemblant à du yaourt, du lait caillé. Des brûlures en urinant sont souvent associées car les urines s'écoulent au contact d'une zone très inflammatoire.

Comment fait-on le diagnostic de mycose vulvo-vaginale ?

La mycose vulvo-vaginale représente un problème de pratique gynécologique quotidienne. Habituellement, le diagnostic clinique est évident, ce qui permet une mise en route immédiate du traitement. Le médecin peut examiner les pertes au microscope à son cabinet. S'il suspecte une infection associée, ou en cas de récidive, il pourra demander un bilan de pertes plus approfondi en laboratoire. Ce prélèvement témoigne, en général, de la présence d'un champignon, le *Candida albicans*, d'où aussi le nom de candidose.

Que faire en cas de démangeaisons vulvo-vaginales ?

En cas de démangeaisons vulvo-vaginales, il faut consulter rapidement. L'évolution souvent rapide de la mycose, de la simple irritation vers un stade de démangeaisons très intenses, voire intolérables, doit la faire considérer comme une forme d'urgence. Votre médecin vous recevra très rapidement, souvent le jour même, si vous présentez des signes de mycose vulvo-vaginale.

Quels sont les signes chez le partenaire d'une femme ayant une mycose vulvo-vaginale ?

Souvent, le partenaire ne présente aucun symptôme. Parfois, il peut ressentir des brûlures pendant les relations sexuelles ou présenter aussi un piqueté ou des rougeurs du gland. Il sera alors traité localement et très efficacement par une crème antimycosique pendant huit à dix jours. Même sans traitement, ces irritations disparaissent souvent toutes seules chez l'homme.

Quelles sont les causes des mycoses vulvo-vaginales ?

La mycose est due à la prolifération d'un champignon, habituellement le *Candida albicans.* Si l'on peut être contaminé lors de relations sexuelles ou par contact cutané, ou bien encore par voisinage avec un foyer digestif, la mycose est, le plus souvent, la conséquence d'un déséquilibre de la flore vaginale. Le milieu vaginal est constitué d'un certain nombre de bactéries qui vivent en harmonie et protègent le vagin contre les infections et le milieu extérieur. Toute modification de l'équilibre de cette flore ou de son acidité favorisera la survenue d'une mycose. Les causes de déséquilibre de la flore du vagin peuvent être hormonales (grossesse, prise de pilule) ou dues à des erreurs d'hygiène corporelle (en particulier un abus d'irrigations vaginales avec des solutions antiseptiques agressives pour la flore) ou vestimentaire, ou encore à une prise d'antibiotiques.

Quel est le traitement des mycoses vulvo-vaginales ?

Le traitement est essentiellement local et utilise des crèmes et ovules antimycosiques. La durée en varie de trois à dix jours, suivant les troubles. Parfois, il faudra renouveler les cures car il est souvent difficile de se débarrasser d'une mycose et les récidives sont fréquentes. L'irritation diminue habituellement en un à quelques jours. Si l'inflammation est intense, il existe une solution liquide anti-inflammatoire que vous conseillera votre médecin. L'emploi d'un produit d'hygiène intime à pH alcalin, qui lutte contre l'acidité propice au développement des champignons, peut aussi contribuer à un apaisement rapide.

Les récidives des mycoses vulvo-vaginales sont-elles fréquentes ?

La mycose vulvo-vaginale est volontiers rebelle, récidivante. Il faut souvent renouveler – parfois à plusieurs reprises, plusieurs cycles de suite – les cures de traitements antimycosiques. Ne vous découragez pas et persévérez.

Peut-on prévenir les mycoses vulvo-vaginales ?

La prévention repose sur des précautions d'hygiène corporelle et vestimentaire : port de sous-vêtements en coton à changer tous les jours, éviter les pantalons serrés comme les jeans, faire la toilette intime externe à l'eau pure ou avec un savon doux ou à pH basique en proscrivant les solutions acides ou antiseptiques, s'abstenir de toute irrigation vaginale pouvant détruire la flore vaginale protectrice.

Pourquoi une prise d'antibiotiques pour une angine peut-elle favoriser la survenue d'une mycose vaginale ? Peut-on l'éviter ?

Toute modification de l'équilibre de la flore vaginale ou de son acidité peut favoriser la prolifération du *Candida albicans* et une mycose. Lors du traitement d'une angine par exemple, les antibiotiques vont non seulement lutter contre les germes de la gorge, mais aussi détruire une partie de la flore vaginale, laissant le champ libre à la prolifération du *Candida albicans*. Les signes de la mycose ne surviennent pas immédiatement mais plusieurs jours après le début de la prise des antibiotiques. Cela ne se produit pas à chaque fois mais c'est assez fréquent. Si vous avez déjà vécu ce type d'incident et devez reprendre des antibiotiques, pour une angine ou des soins dentaires par exemple, signalez-le à votre médecin qui jugera s'il convient d'associer des ovules antimycosiques à titre préventif.

Les vaginites à *trichomonas* et à *gardnerella*

Qu'est-ce qu'une vaginite à *trichomonas* ?

Comme la mycose, la vaginite à *trichomonas* n'est jamais grave mais toujours gênante. C'est une inflammation des parois du vagin due à la présence d'un parasite transmis habituellement par les rapports sexuels.

Quels sont les signes d'une vaginite à *trichomonas* ?

La vaginite à *trichomonas* entraîne une sensation de cuisson ou de brûlures vulvaires, des démangeaisons, des douleurs pendant les rapports et surtout des pertes malodorantes, abondantes, verdâtres et mousseuses. L'aspect caractéristique des pertes et leur odeur caractéristique permettent généralement un diagnostic rapide au cabinet du médecin. Habituellement, le partenaire ne présente aucun signe : on dit qu'il est « porteur sain » du parasite.

Quel est le traitement d'une vaginite à *trichomonas* ?

Le traitement antiparasitaire de la vaginite à *trichomonas* est simple, rapide et très efficace. Il s'agit d'un « traitement minute » consistant en une seule prise de comprimés auxquels on peut adjoindre des ovules. Pertes et odeur disparaissent en vingt-quatre à quarante-huit heures. Cependant, son traitement simultané des deux partenaires est indispensable si l'on veut éviter les récidives. Traitée, la vaginite à *trichomonas* guérit rapidement et n'a habituellement aucune conséquence.

Qu'est-ce qu'une vaginite à *gardnerella* ?

Due à un germe (*Gardnerella vaginalis*), cette vaginite se caractérise par des pertes blanc-grisâtres, parfois jaunâtres, pouvant être légèrement mousseuses ; leur odeur désagréable est généralement comparée à celle d'un poisson avarié. Le « traitement minute » s'apparente à celui de la vaginite à *trichomonas* et, là encore, celui du partenaire s'avère nécessaire pour éviter les recontaminations. Comme pour le *trichomonas,* la vaginite à *gardnerella* guérit rapidement et n'a pas de conséquence.

La syphilis (ou vérole)

Qu'est-ce que la syphilis ?

La syphilis est presque toujours une MST. Elle est contractée dans la quasi-totalité des cas au cours d'un rapport sexuel, mais peut aussi se transmettre par le sang (injections, transfusion, voie transplacentaire). En tout cas jamais par le linge, le siège des toilettes ou tout autre moyen indirect, comme on l'a longtemps prétendu. L'agent vecteur de la syphilis s'appelle le tréponème.

Quels sont les signes de la syphilis ?

Habituellement quinze à vingt jours après un contact sexuel, mais parfois après six semaines et plus (période d'incubation), apparaît un chancre, sorte de petite plaie suintante, creusante, habituellement indolore, sur une lèvre de la vulve. Elle peut devenir gonflée, tendue, et s'accompagner de plusieurs ganglions dans l'aine, également indolores ou légèrement sensibles, dont l'un est plus volumineux.

Un tel chancre peut aussi siéger dans la gorge, sur les amygdales, sur la langue, les lèvres ou encore dans la région de l'anus, au niveau du col de l'utérus ou dans le vagin. Chez l'homme, le chancre, bien visible, se localise généralement sur le gland.

Sans traitement, le chancre disparaît spontanément, en laissant parfois une petite cicatrice, mais la syphilis continue d'évoluer. Six à huit semaines après l'apparition du chancre survient sur tout le corps (tronc, racines des membres surtout) une éruption rosée. Les examens de laboratoire (sérodiagnostic de syphilis) confirmeront le diagnostic et permettront d'instaurer rapidement le traitement.

La syphilis se traite-t-elle bien ?

La syphilis, assez peu fréquente de nos jours, conserve sa mauvaise réputation. Pourtant, elle se soigne très bien. Le traitement antibiotique est remarquablement actif et la guérison est obtenue sans cicatrice et sans séquelles.

Que se passe-t-il si on ne traite pas la syphilis au début ?

En l'absence de traitement, les symptômes disparaissent spontanément. La maladie ne peut alors être dépistée que lors d'une prise de sang systématique faite à l'occasion d'une déclaration de grossesse, un don du sang... Deux risques persistent cependant : celui de lésions tardives tertiaires, exceptionnelles en France, et celui d'une syphilis congénitale de l'enfant, résultat d'une contamination à travers le placenta.

La blennoragie

Qu'est-ce que la blennorragie ?

La blennorragie, ou « chaude-pisse », est une maladie très « bruyante » chez l'homme mais dont les symptômes passent presque toujours inaperçus chez la femme. Elle est due à une bactérie : le gonocoque. La blennorragie se propage car il est souvent difficile de retrouver et de traiter la contaminatrice, surtout si elle est occasionnelle ou rencontrée sur un lieu de vacances.

Quels sont les signes de la blennorragie ?

Trois à cinq jours après le rapport infectant, l'homme voit sourdre une goutte de pus au bout de sa verge et ressent des brûlures en urinant. On dit qu'il a l'impression d'uriner des lames de rasoir. La femme, elle, ne ressent habituellement aucun trouble, mais peut présenter quelques pertes anormales qui vont cependant facilement passer inaperçues en se mélangeant aux sécrétions vaginales physiologiques.

La blennorragie est-elle très contagieuse ?

La blennorragie est une MST hautement contagieuse : la contamination se fait souvent avec un seul rapport sexuel.

Quel est le traitement de la blennorragie ?

Un traitement antibiotique « minute » (monodose, administré en une seule fois), simple et immédiat des deux partenaires permet une guérison totale et rapide.

Que se passe-t-il si on ne traite pas la blennorragie ?

En l'absence de traitement, la maladie peut avoir de graves conséquences infectieuses pour la femme : les salpingites à gonocoques ne sont pas rares. Elles se manifestent par de vives douleurs pelviennes et de la fièvre qui peut s'élever à 39-40 °C. Si le diagnostic et le traitement sont rapides à ce stade, il peut encore n'y avoir que peu ou pas de lésions. En revanche, si le traitement est négligé, il y a un risque d'altération des trompes chez la femme. Chez l'homme, les infections négligées à gonocoques peuvent occasionner des douleurs urinaires et génitales chroniques.

Les chlamydioses

Qu'est-ce que les chlamydioses ?

Les *Chlamydiae trachomatis* représentent aujourd'hui avec le gonocoque les germes le plus souvent responsables de salpingites. Les chlamydioses sont aussi les plus répandues des MST.

Quels sont les signes cliniques d'une infection à chlamydia ?

Chez la femme, les symptômes sont habituellement modérés et passent souvent inaperçus. Dans bon nombre de cas, les femmes atteintes ne se plaignent de rien, ce qui ne les empêche pas d'être contagieuses. Chez l'homme, la maladie peut être plus « parlante » : écoulement génital sous forme d'une goutte matinale ou d'un léger suintement, clair, visqueux, intermittent, peu ou pas douloureux, ou urétrite traînante, sans écoulement véritable. Ces signes peuvent s'accompagner de conjonctivite ou de douleurs articulaires.

Comment faire le diagnostic d'infection à chlamydia ?

Le diagnostic doit être confirmé par des examens de laboratoire. Il se fonde sur des prélèvements de sécrétions au niveau du vagin, du col de l'utérus et de l'urètre et la détection d'anticorps dans le sang (sérologies) qui témoigne d'une infection récente ou ancienne.

Quel est le traitement d'une infection à chlamydia ?

Le traitement doit être simultané pour les deux partenaires et consiste en une antibiothérapie dont il existe différents protocoles thérapeutiques.

Quelles sont les complications possibles si on ne traite pas une infection à chlamydia ?

Non traitée, la chlamydiose peut évoluer, chez la femme, vers une salpingite peu ou pas fébrile, indolore ou avec des douleurs pelviennes sourdes, pouvant altérer et boucher les trompes et entraîner une stérilité. Bon nombre d'infections à chlamydia sont découvertes *a posteriori* dans le cadre du bilan d'un couple consultant pour des problèmes de fertilité.

Les mycoplasmes

Qu'est-ce que les mycoplasmes ?

Il en existe deux types : *Mycoplasma hominis* et *Ureaplasma urealyticum.* En réalité, leur dangerosité est discutée car ces germes peuvent exister dans la flore vaginale normale. Ils ne deviennent virulents que dans certaines conditions et à certaines concentrations.

Leurs manifestations cliniques sont habituellement inexistantes ou frustes, se limitant à quelques pertes vaginales anormales au long cours. Le diagnostic repose sur les prélèvements génitaux effectués en laboratoire. Quand on décide un traitement, celui-ci s'apparente à celui des chlamydioses.

La phtiriase

Qu'est-ce que la phtiriase (les « morpions ») ?

La phtiriase est une infestation du pubis par un parasite, communément appelé « morpion ». La contamination est surtout sexuelle, pubis contre pubis, mais peut aussi se faire par les vêtements. La phtiriase entraîne des démangeaisons plus ou moins importantes au niveau du pubis avec de petites taches rouges entre les poils et la présence de minuscules traces de sang sur les sous-vêtements. On peut retrouver des morpions dans d'autres zones de pilosité : aisselles, barbe, sourcils, jambes, cheveux… On peut voir le petit insecte à l'œil nu, ou mieux, à la loupe. Ses œufs, les lentes, sont bien accrochés à la base des poils. Le parasite, lui, est plat et se déplace en s'arrimant à la peau.

Comment traiter les « morpions » ?

Pour détruire le parasite, il faut appliquer une poudre ou une lotion sur les zones contaminées et aussi désinfecter soigneusement les vêtements et les draps. La phtiriase n'est pas grave et se traite très bien.

L'herpès génital

Qu'est-ce que l'herpès génital ?

L'herpès est une maladie de la peau et des muqueuses due à un virus, l'Herpès Simplex Virus (HSV). Il en existe deux types : le virus de type 1 (ou HSV1), qui correspond à l'herpès de la bouche, le classique « bouton de fièvre » ; et l'HSV2 qui est le virus de l'herpès génital.

Comment se contracte l'herpès génital ?

L'herpès se transmet par un contact direct entre un porteur du virus et un sujet indemne à l'occasion de baisers, de rapports sexuels ou de rapports bucco-génitaux. Le plus souvent, la contamination se fait quand les lésions sont présentes.

L'herpès génital est-il grave ?

S'il n'est pas une maladie grave, l'herpès génital est très pénible, contagieux et susceptible de récidiver de manière un peu imprévisible, sans que l'on puisse en guérir définitivement.

Comment se manifeste la première crise d'herpès génital ?

La primo-infection de l'herpès est souvent sévère et survient après une incubation d'environ une semaine après le contact, parfois plus. Quelquefois, l'infection peut être inapparente. Mais quand elle se manifeste, la première crise d'herpès, appelée « primo-infection », dure environ dix jours et est souvent sévère : elle se traduit par des érosions évoquant des aphtes au niveau de la vulve, mais aussi du vagin et du col, parfois de l'anus, des fesses ou des cuisses. Ces lésions sont très douloureuses, avec fièvre et ganglions dans l'aine.

Quels sont les signes d'une crise d'herpès génital ?

Tout commence par une sensation de brûlure ou de picotement dans les heures précédant la poussée, à l'emplacement de la future éruption. Puis, après quelques heures, sur une zone plus ou moins rouge et gonflée apparaissent de petites vésicules groupées en bouquet qui se rompent et laissent des érosions ou de vrais petits aphtes. La guérison survient en une semaine en moyenne. D'autres accès peuvent suivre ultérieurement. Lors des nouvelles crises (les récurrences herpétiques), le virus reprend le même chemin et les vésicules réapparaissent souvent au même endroit.

Dans quelles circonstances le virus de l'herpès se manifeste-t-il ?

Entre deux crises, le virus de l'herpès reste tapi dans les ganglions les plus proches de la région infectée et se réactive chez certaines personnes à l'occasion de stress, de chocs psychologiques, des règles ou dans toute autre situation de faiblesse, de vulnérabilité.

Comment fait-on le diagnostic d'herpès génital ?

Le diagnostic est essentiellement clinique, posé par le médecin, mais il n'est pas toujours aisé si la consultation est trop tardive. Pour confirmer le diagnostic, des prélèvements cellulaires au niveau des lésions peuvent être mis en cultures en laboratoire.

Comment évolue la crise d'herpès génital ? Y a-t-il un traitement ?

Même sans traitement, les lésions vont disparaître en une dizaine de jours. La prise d'un médicament antiviral pendant cinq jours en comprimés et l'application locale d'une pommade possédant le même principe actif ont l'ambition d'écourter les crises.

Peut-on guérir de l'herpès génital ?

Non, une fois une personne contaminée par le virus de l'herpès génital, il n'est pas possible de le faire disparaître et il restera à vie dans son organisme. Une récidive peut toujours survenir, parfois rapidement, parfois des années plus tard. Parfois aussi, il ne se produira plus jamais de nouvelle crise d'herpès. Les traitements antiviraux ne peuvent pas supprimer le virus, mais peuvent limiter la durée et l'intensité des crises. Dans certains cas, chez les femmes qui présentent de nombreuses récurrences (six ou plus par an) altérant leur qualité vie, un traitement antiviral peut être prescrit au long cours.

Comment éviter la contagion par le virus de l'herpès génital ?

Puisqu'il n'est pas possible de guérir l'herpès génital, la prévention d'une contamination représente encore la meilleure stratégie. Cependant, l'herpès est une maladie très contagieuse d'autant plus que des millions de personnes sont porteuses du virus sans le savoir. Parfois aussi, une crise d'herpès peut être confondue avec une mycose. Le risque de contagion est maximal lors des crises et il faut absolument éviter toute relation sexuelle dès l'apparition des prodromes (rougeurs, picotements, irritations) annonçant l'éruption jusqu'à disparition complète des lésions. En dehors des crises, la contagiosité est beaucoup moindre mais n'est pas nulle. L'emploi de préservatifs est donc conseillé.

Les condylomes

Qu'est-ce que les condylomes vulvo-vaginaux ?

Encore appelés « crêtes de coq » ou « végétations vénériennes », les condylomes vulvo-vaginaux connaissent une certaine expansion. Ils sont de la même famille que ceux que l'on découvre sur les frottis cervicaux de dépistage. La contamination est essentiellement sexuelle. L'incubation a la particularité d'être longue, de l'ordre de quelques semaines à quelques mois. Les condylomes se présentent sous la forme de petits boutons irréguliers, mous, rosés ou grisâtres, semblables à des verrues, siégeant au niveau de la vulve, du pourtour de l'anus, mais aussi à l'intérieur du vagin et sur le col, et chez l'homme au niveau du gland et du prépuce. Ces excroissances peuvent garder le même volume, mais aussi grossir progressivement pour ressembler à de minuscules choux-fleurs. Cependant, certains condylomes sont plans, quasi invisibles à l'œil nu et ne seront détectés que par les frottis ou l'examen à la loupe après application d'acide acétique (colposcopie chez la femme, péniscopie chez l'homme).

Quel est le traitement des condylomes vulvo-vaginaux ?

Le traitement repose sur la destruction de ces lésions par des pommades (podophylline diluée), l'azote liquide ou le laser, sous anesthésie locale, mais parfois sous anesthésie générale lorsqu'il y en a trop. Il faut toujours traiter les deux partenaires de manière concomitante. La guérison peut être difficile à affirmer, les récidives possibles et, tant que le doute persiste, l'usage de préservatifs est recommandé.

L'hépatite B : Comment se traduit-elle ?

Dans environ la moitié des cas, le virus de l'hépatite B se transmet par les rapports sexuels. Habituellement, la maladie n'entraîne aucun symptôme. Quand elle s'exprime, l'hépatite B peut se traduire par une fatigue, des nausées, une jaunisse, qui vont durer environ un mois. Les examens biologiques hépatiques et une sérologie confirmeront le diagnostic. Dans la grande majorité des cas, l'hépatite B va guérir toute seule mais, dans certains cas, elle évolue vers la chronicité et peut se compliquer d'une redoutable cirrhose.

L'hépatite B est la seule MST contre laquelle existe un vaccin. Cette vaccination est obligatoire pour les personnels de santé.

Quelles mesures prendre pour se protéger contre les MST ?

La meilleure stratégie vis-à-vis des MST consiste encore dans leur prévention et, si on n'a pas pu les éviter, à les traiter le plus rapidement possible. Ces quelques conseils éviteront bien des ennuis :

- limiter le nombre de partenaires sexuels ;

- éviter les contacts sexuels avec des partenaires mal identifiés ou des personnes atteintes de MST, même si elles sont en cours de traitement ;
- respecter des règles d'hygiène simple : toilette quotidienne et après chaque rapport, sous-vêtements en coton changés fréquemment et lavés à plus de 60 °C ;
- uriner après les relations sexuelles ;
- employer des préservatifs ;
- consulter en cas de rapport douteux ;
- consulter régulièrement son médecin, surtout si l'on change souvent de partenaire.

La salpingite

Qu'est-ce qu'une salpingite ?

La salpingite est l'infection des trompes et touche des femmes de plus en plus jeunes.

Quelles sont les causes des salpingites ?

– Les maladies sexuellement transmissibles sont les grandes pourvoyeuses de salpingites. Les partenaires multiples et/ou mal identifiés, les rapports non protégés sans préservatifs contribuent à leur développement.

– Le stérilet ne favorise les infections génitales que chez les femmes dont la vie sexuelle n'est pas stable ou dont le compagnon a d'autres partenaires. Quand la vie sexuelle est stable au sein d'un couple fidèle, le stérilet n'augmente pas le risque de salpingite.

– Les examens ou gestes médicaux intra-utérins comme une IVG.

À la suite de la contamination, les germes du vagin remontent dans l'utérus, puis dans les trompes où ils pullulent et entraînent la salpingite. Les germes les plus fréquemment en cause sont les chlamydiae et le gonocoque. Souvent plusieurs germes participent à l'infection.

Quels sont les signes d'une salpingite aiguë ?

La salpingite aiguë se manifeste par des douleurs intenses du bas-ventre, de la fièvre (à 38, 39 voire 40 °C) et des pertes vaginales anormales et sales. L'examen gynécologique avec le toucher vaginal est très douloureux. La prise de sang confirme l'infection avec un nombre de leucocytes très élevé, de même que la CRP et la vitesse de sédimentation.

Quelles sont les complications possibles des salpingites ?

La salpingite peut provoquer une obstruction de la trompe et entraîner une stérilité tubaire, principale complication chez la jeune femme. Parfois, la trompe n'est pas obstruée, mais l'infection a entraîné des lésions de la muqueuse qui la tapisse, ce qui l'empêche de jouer son rôle de propulsion de l'œuf vers la cavité utérine et favorise les grossesses extra-utérines. Les salpingites entraînent souvent des adhérences entre les trompes, les ovaires, l'utérus ou les intestins, sources de douleurs pelviennes chroniques.

Avec ses séquelles douloureuses, la salpingite chronique peut faire suite à une salpingite aiguë insuffisamment traitée ou répondant mal à la thérapeutique ou encore à une salpingite d'expression clinique fruste et passée inaperçue.

Quel est le traitement d'une salpingite ?

Le traitement d'une salpingite est long, au minimum deux à trois semaines, et associe des antibiotiques au repos. En cas de salpingite aiguë, une hospitalisation avec mise sous perfusion d'antibiotiques peut être nécessaire au départ.

Le meilleur traitement des salpingites reste la prévention et passe par la prophylaxie des maladies sexuellement transmissibles. Une information des adolescents est nécessaire.

Le sida

Qu'appelle-t-on sida et HIV ?

Le sida (ou syndrome d'immunodéficience acquise) est dû à un virus de la famille des rétrovirus, appelé VIH (virus de l'immunodéficience humaine, HIV en anglais).

Le VIH pénètre dans le corps, s'y développe, l'infecte et détruit des cellules qui permettent l'immunité et défendent l'organisme contre les microbes. Lorsque les défenses du corps sont suffisamment affaiblies, des maladies graves peuvent se développer, ce sont les maladies « opportunistes ». Quand une personne a au moins une de ces maladies, on peut dire qu'elle est atteinte du sida.

Quelle est la différence entre séropositivité et sida ?

Lorsqu'une personne est contaminée par le VIH, son organisme ne peut pas éliminer le virus. Un test sanguin spécifique (le test HIV), réalisable dans tous les laboratoires, recherche les anticorps que l'organisme fabrique pour se protéger du virus. Si le test est positif, il est obligatoirement contrôlé par un second examen plus spécifique et plus complexe, appelé *Western blot,* dont on attendra le résultat pour confirmer définitivement la séropositivité. Le test peut être prescrit par n'importe quel médecin et est pris en charge par l'assurance-maladie. Il existe aussi des centres de dépistage anonyme et gratuit.

Une personne séropositive risque de développer ultérieurement le sida et aussi de contaminer d'autres personnes.

L'HIV va souvent mettre plusieurs années avant de détruire les défenses immunitaires et de permettre l'émergence de maladies opportunistes. C'est seulement lorsqu'une de ces maladies se déclare que l'on peut parler de sida.

Comment peut-on être contaminé par le VIH ?

La transmission du virus HIV nécessite toujours un contact contaminant avec un sujet infecté. Elle peut être sexuelle, sanguine ou materno-fœtale. En aucun cas la transmission ne peut se faire par le biais de poignées de mains, baisers, éternuements, toux, transpiration ou encore par le linge, les couverts, la piscine, les toilettes…

– La contamination sexuelle peut se faire par l'intermédiaire du sperme, du sang ou des sécrétions vaginales, d'homme infecté à homme sain ou femme saine, ou de femme infectée à homme sain ou femme saine. Le virus peut se transmettre lors de tout acte de pénétration sexuelle mettant en contact le sperme ou les sécrétions vaginales avec une muqueuse (vagin, rectum ou bouche). Pour pénétrer et envahir la circulation, le virus a besoin d'une porte d'entrée, en général de petites plaies, ou éraillures, quelquefois microscopiques. Un seul acte de pénétration peut parfois suffire à contaminer, mais il peut y avoir de nombreux rapports sans transmission.

– La transmission sanguine se produit surtout lors de l'échange et de l'utilisation de seringues contaminées par les toxicomanes ou de piqûre accidentelle chez un professionnel de santé. Grâce au dépistage systématique des donneurs de sang instauré en 1985, la contamination par transfusion sanguine semble désormais impossible. Avant cette date, bon nombre de personnes hémophiles qui recevaient des transfusions régulières ont malheureusement été contaminées de la sorte.

– La transmission materno-fœtale est la contamination du fœtus pendant la grossesse ou l'allaitement par une mère infectée.

Quand faire le test VIH après un rapport douteux ?

La séroconversion (passage d'un sérodiagnostic négatif à un sérodiagnostic positif) signe l'infestation par le virus et se produit, dans la grande majorité des cas, un mois et demi à trois mois après le contact infectant. En cas de rapport douteux, mieux vaut en parler avec son médecin, mais il faudra attendre trois mois pour être certain que le test reste négatif.

Comment se manifeste le sida ?

Le sida constitue la vraie maladie et résulte d'un effondrement du système de défense immunitaire de l'organisme. La personne atteinte du sida ne se défend plus vis-à-vis d'infections ou de maladies dont un sujet à l'immunité satisfaisante arriverait aisément à bout. Il y a donc un risque de développer des maladies infectieuses ou malignes (cancéreuses), qui peuvent finir par être fatales.

Les modes de déclaration du sida les plus fréquents sont la pneumocystose, le sarcome cutanéo-muqueux de Kaposi, et les atteintes neurologiques. On peut voir aussi des manifestations digestives, ophtalmologiques, des tumeurs et une altération isolée de l'état général.

Quel est le traitement du sida ?

Le traitement de la maladie associe une thérapeutique de ses manifestations et un traitement de fond qui a fait de grands progrès en alliant différents traitements antiviraux. Ceux-ci cherchent à s'opposer à la multiplication du virus ou à son entrée dans les cellules. Les recherches se poursuivent. Cependant, les traitements restent contraignants et ne permettent pas de se débarrasser du virus et de guérir la maladie. Par ailleurs, la mise au point d'un vaccin se heurte à de nombreuses difficultés.

Quels sont les moyens de prévention du sida et comment s'informer ?

À l'heure actuelle, en l'absence de thérapeutique curative et de vaccin, la lutte contre la propagation du sida passe par la prévention. Les progrès thérapeutiques ne doivent pas faire relâcher les efforts de prévention, portant en particulier sur l'usage des préservatifs et l'utilisation de seringues à usage unique par les toxicomanes. Basée sur des campagnes d'information, d'éducation et de dépistage, la prévention cherche à modifier les comportements à risque, en particulier chez les populations les plus exposées à la contamination et les personnes séropositives.

Pour vous informer, pour vous orienter, pour échanger :
SIDA INFO SERVICE
0 800 840 800 - 24 heures/24
confidentiel, anonyme et gratuit
www.sida-info-service.org

Maux de femme

La pilosité excessive

Quelles sont les hormones qui permettent le développement de la pilosité ?

L'importance et la répartition de la pilosité sont très différentes chez la femme et chez l'homme.

Il faut distinguer les poils très fins, peu pigmentés, comme ceux que l'on peut voir au niveau des avant-bras par exemple, des poils durs, plus foncés situés au niveau du pubis et des aisselles et qui sont sous la dépendance des hormones mâles. Les femmes produisent en effet des hormones mâles ou androgènes, de même que les hommes fabriquent des hormones féminines : c'est la quantité produite qui varie considérablement suivant le sexe.

Chez l'homme, l'hormone mâle ou testostérone est fabriquée par les testicules et les glandes surrénales. Chez la femme, les ovaires et les surrénales produisent directement de la testostérone, mais aussi une autre hormone au nom complexe, la delta-4-androstènedione, qui va subir au niveau périphérique une conversion en testostérone.

Comment poussent les poils ?

Au niveau de la peau, ce sont de petites formations, les follicules pilo-sébacés qui assurent la pousse des poils et la production de sébum. Ainsi, une pilosité en excès s'accompagne souvent d'hyperséborrhée (production importante de sébum), avec peau et cheveux gras.

Qu'est-ce que l'hypertrichose ?

L'hypertrichose se caractérise par une pilosité abondante dans les régions féminines habituelles. Elle est constitutionnelle, héréditaire ou ethnique et ne soulève pas de problèmes médicaux, même si elle peut poser de douloureux problèmes esthétiques. Les dosages hormonaux réalisés restent quasiment toujours dans les limites de la normalité. Ainsi, si vous considérez une femme méditerranéenne avec souvent une pilosité assez développée et une blonde nordique, leurs taux d'hormones mâles s'avèrent identiques. C'est leur sensibilité périphérique constitutionnelle, génétique, au niveau du follicule pilo-sébacé qui est différente. Aux alentours de la ménopause, une augmentation de la pilosité est assez fréquente.

Qu'est-ce que l'hirsutisme ?

L'hirsutisme, beaucoup moins fréquent que l'hypertrichose, se caractérise par une pilosité qui déborde les zones féminines pour gagner les territoires masculins : au niveau du visage (menton, lèvre supérieure, joues), au niveau du thorax (autour de l'aréole et entre les seins), et aussi de l'abdomen, des fesses, de l'entre-jambe à la racine des cuisses. L'importance de l'hirsutisme est extrêmement variable d'une femme à l'autre. Les hirsutismes très importants (« femmes à barbe ») sont rares et dus à des tumeurs des glandes surrénales sécrétant de grandes quantités d'hormones mâles que l'on retrouve dans les dosages.

Des ovaires dystrophiques peuvent-ils être responsables d'un excès de pilosité ?

Une pilosité excessive et une hyperséborrhée s'accompagnent volontiers d'acné. Elles peuvent s'associer à des ovaires dystrophiques, sièges de microkystes, ovulant mal ou pas du tout et responsables de cycles irréguliers. La production d'hormones mâles par ces ovaires est habituellement à la limite supérieure de la normale ou modérément élevée.

Certains traitements hormonaux peuvent-ils entraîner un excès de pilosité ?

Certaines thérapeutiques hormonales ou certaines anciennes pilules contraceptives peuvent aussi entraîner, chez des femmes très réceptives, des manifestations cutanées d'hyperandrogénie : pilosité, peau grasse, acné. Il faut alors changer de traitement ou de pilule. Votre médecin évitera de vous les prescrire si vous présentez une prédisposition à ce genre de réaction indésirable, peu fréquente avec les traitements dont nous disposons aujourd'hui.

Existe-t-il un traitement médical de l'excès de pilosité ?

Le traitement médical de l'excès de pilosité fait appel à une molécule hormonale très particulière, l'acétate de cyprotérone, progestatif empêchant l'hormone mâle d'agir au niveau du follicule pilo-sébacé et pouvant à forte dose bloquer l'ovulation, donc assurer une contraception. L'effet de l'acétate de cyprotérone sur la séborrhée et les cheveux gras est très rapide. Son action sur la pilosité est plus lente à se manifester car la durée de vie d'un poil est longue et, souvent, la pilosité a été mécaniquement entretenue par des épilations et des rasages intempestifs.

Sous l'effet de ce traitement, en quelques mois les poils poussent moins vite, deviennent plus fins et autorisent une épilation définitive électrique ou au laser des zones les plus gênantes. Ultérieurement, un traitement d'entretien au long cours, à plus ou moins fortes doses, est souvent nécessaire.

La pilule peut-elle jouer sur la peau ?

Toutes les pilules contraceptives contiennent un œstrogène et un progestatif. Les laboratoires se sont efforcés de mettre au point des progestatifs dénués d'action androgénique indésirable. Certaines pilules de dernière génération ont un effet bénéfique reconnu sur la peau et l'acné.

Quelle pilule employer en cas d'excès de pilosité ?

Si vous prenez la pilule, votre médecin pourra vous prescrire une pilule particulière contenant de petites doses d'acétate de cyprotérone, mais ces faibles quantités souvent efficaces sur l'acné peuvent s'avérer insuffisantes en cas d'hyperpilosité : on peut alors ajouter à chaque pilule une dose plus ou moins importante d'acétate de cyprotérone.

Quel est le traitement dermatologique et quels sont les soins esthétiques en cas d'excès de pilosité ?

Il faut savoir que l'épilation à la cire ou à la pince stimule les follicules pilo-sébacés et favorise la repousse de poils plus durs. Le seul moyen de se débarrasser des poils indésirables, en particulier au niveau du visage, consiste, après stabilisation du problème endocrinien par le traitement médical (plusieurs mois sont nécessaires), à recourir à l'épilation électrique ou au laser qui extrait les poils un par un, et brûle, stérilise les follicules pilo-sébacés. Les petits duvets peuvent bénéficier d'une simple décoloration à l'eau oxygénée.

Les poils du pubis ont-ils une utilité et peut-on faire une épilation intégrale sans risque ?

La pilosité pubienne n'a pas plus d'utilité que la pilosité axillaire, sous les bras. Avec la mode, la lingerie a évolué et elle est souvent devenue minimaliste avec l'expansion du port du string. Parallèlement, l'épilation du pubis a aussi évolué et la zone de poils conservée a rétréci en même temps que les sous-vêtements. Une épilation intégrale est possible et ne comporte aucun risque.

Après la ménopause, est-il normal que la pilosité du pubis diminue et peut-on faire quelque chose ?

Après la ménopause, la pilosité de certaines parties du corps peut diminuer. La disparition progressive de la pilosité axillaire, sous les bras, est alors habituellement bienvenue. En revanche, la raréfaction de la pilosité pubienne, assez fréquente, est souvent mal vécue. Le pubis a tendance à devenir clairsemé avec souvent une zone centrale particulièrement dégarnie. Il n'y a pas de traitement médical qui puisse enrayer ce phénomène. L'application d'une pommade à l'hormone mâle serait de peu ou sans effet et, en passant dans la circulation, pourrait entraîner ailleurs un regain de pilosité inopportun. La seule chose que l'on puisse faire est d'épiler une partie de la pilosité pubienne jusqu'à la partie inférieure de la zone centrale particulièrement dégarnie. La pilosité pubienne sera plus petite mais toujours triangulaire et plus homogène. Sans doute sera-t-elle jugée plus esthétique.

La cystite

Pourquoi la cystite ne touche-t-elle que les femmes ?

Presque toutes les femmes ont connu au moins une fois dans leur vie une cystite, cette inflammation pénible et douloureuse de la vessie. Sa survenue presque exclusive chez la femme s'explique par la configuration anatomique féminine. Le voisinage des voies génitales et urinaires et la brièveté de l'urètre féminin (trois ou quatre centimètres contre une vingtaine chez l'homme) constituent des facteurs prédisposants.

Quels sont les germes en cause dans les cystites ?

De nombreux germes peuvent être responsables d'une cystite, mais le plus fréquemment retrouvé, de loin, est l'*Escherichia Coli* ou colibacille, bactérie vivant normalement dans le colon où il fait partie de la flore intestinale normale. On peut en trouver dans le vagin.

La contamination de voisinage se fait habituellement par l'urètre, les germes vaginaux remontant le court chemin qui les sépare de la vessie, où ils vont se multiplier.

Quels sont les facteurs favorisant les cystites ?

Les facteurs sont multiples :

- les relations sexuelles, surtout très rapprochées ou alternant pénétration anale et vaginale ;
- les sondages, par exemple à l'occasion d'interventions chirurgicales ;
- toutes les infections vaginales (vaginites, cervicites…) dont les pertes anormales peuvent avoir tendance à remonter vers la vessie ;
- une hygiène intime insuffisante, ou au contraire trop « perfectionniste » ayant recours à des produits antisep-

tiques agressifs ou à des déodorants intimes, favorisant des réactions allergiques ;

- une irritation locale mécanique due au port de pantalons très serrés favorisant le frottement ;
- la carence hormonale en œstrogènes après la ménopause : les sécrétions vaginales qui constituaient un milieu protecteur contre le milieu extérieur se tarissent et le vagin devient sec.

Quels sont les signes de la cystite ?

La cystite est douloureuse, pénible, fatigante… insupportable. D'apparition rapide, la douleur du bas-ventre peut irradier dans le dos, vers les reins. Il existe un besoin fréquent et urgent d'uriner, jour et nuit, alors même qu'à chaque fois, seulement quelques gouttes sont émises. Ces mictions fréquentes s'accompagnent de brûlures, de douleurs intenses à type de spasmes. Les urines sont troubles, voire purulentes, et quand l'inflammation de la muqueuse vésicale est sévère, elles peuvent même contenir de petites traces de sang.

Que faire en cas de cystite ?

Dès le début des douleurs, buvez beaucoup et contactez votre médecin en urgence. Nombre de médecins possèdent au cabinet des bandelettes permettant de confirmer immédiatement le diagnostic de cystite et d'instaurer un traitement sans attendre : soit un « traitement minute » monodose en une seule prise, soit souvent un traitement sur trois jours. Quand la douleur est intense, un antalgique et un anti-inflammatoire peuvent s'avérer utiles.

S'il le juge opportun, le médecin peut aussi prescrire, avant tout traitement, une analyse d'urines plus détaillée à faire en laboratoire. Pour cet examen, appelé ECBU (examen cytobactériologique des urines), il faut recueillir de préférence le deuxième jet des urines du matin (plus concentrées), après toilette intime afin d'éviter toute contamination de l'échantillon par les pertes vaginales. Le sondage est à proscrire. Le médecin prescrira un antibiotique habituellement efficace en cas de colibacillose en attendant les résultats du laboratoire qui identifiera le germe en cause et son antibiogramme. Au vu de ces données, le médecin pourra ou non remanier sa prescription.

En cas de cystites récidivantes, les traitements antibiotiques durent plus longtemps et il convient de rechercher une cause par des explorations urologiques complémentaires.

Quels sont les conseils préventifs pour éviter les cystites ?

Plusieurs précautions sont à prendre :

- boire beaucoup d'eau plate ;
- éviter thé, café, vin blanc, champagne, épices qui irritent la vessie ;
- uriner avant et après les relations sexuelles ;
- avoir une hygiène intime rigoureuse : faire sa toilette intime d'avant en arrière et non d'arrière en avant pour éviter d'amener les pertes vaginales au voisinage de l'urètre, situé sous le clitoris ;
- éviter les produits antiseptiques agressifs pour la flore vaginale protectrice, qui doit être respectée ;
- porter des sous-vêtements en coton et éviter les pantalons trop serrés ;
- préférer les tampons aux serviettes périodiques (qui créent une sorte de pont entre la région anale et le vagin) ;
- traiter les infections génitales.

La bartholinite

Qu'est-ce qu'une bartholinite ?

Dans l'épaisseur de chacune des grandes lèvres, il existe une petite glande de un centimètre à un centimètre et demi, appelée glande de Bartholin. Par un petit canal excréteur qui s'abouche à l'entrée du vagin, cette glande émet des sécrétions filantes et incolores qui contribuent à la lubrification vaginale lors des rapports sexuels. Il arrive que le canal excréteur se bouche : les sécrétions s'accumulent alors dans la glande qui gonfle et forme un kyste, plus ou moins gros, habituellement de la taille d'une petite cerise et que l'on sent bien dans l'épaisseur de la grande lèvre. Parfois, le kyste s'infecte ; il devient rouge et rapidement très douloureux : c'est la bartholinite. Elle nécessite alors une petite intervention sous anesthésie générale pour vider et drainer l'abcès.

Faut-il toujours opérer un kyste de la glande de Bartholin ?

Non. Le plus souvent, le kyste est très bien toléré, indolore et ne gêne pas les rapports sexuels. On peut alors rester ainsi. Si le kyste est gros et gênant, on peut l'opérer.

Une intervention sur la glande de Bartholin va-t-elle modifier la qualité des relations sexuelles ?

Non. Les glandes de Bartholin ne constituent qu'un appoint à la lubrification vaginale lors des rapports. Même si les deux glandes de Bartholin ont été opérées, la qualité des rapports sexuels ne sera pas altérée.

LES KYSTES DE L'OVAIRE

Quelles sont les formes de kystes de l'ovaire ?

Les kystes de l'ovaire forment des poches à contenu liquide. Ils peuvent être de deux types :

- **les kystes fonctionnels** qui, dans la très grande majorité des cas, ne nécessitent pas de geste chirurgical car ils vont régresser, soit spontanément, soit grâce à un traitement médical ;
- **les kystes organiques** qui doivent être enlevés car ils peuvent se compliquer et dégénérer.

  Les kystes fonctionnels sont beaucoup plus nombreux que les kystes organiques.

Qu'est-ce qu'un kyste fonctionnel de l'ovaire ?

Comme son nom l'indique, ce type de kyste traduit une anomalie de fonctionnement, une mauvaise réponse des ovaires à la commande de l'étage supérieur, hypothalamus + hypophyse. Au lieu de libérer l'ovule, un follicule ovarien va se remplir de liquide et atteindre une taille allant de quelques centimètres le plus souvent à celle, beaucoup plus rare, d'un pamplemousse : il s'agit d'un kyste folliculaire. Parfois, ce kyste se développe après l'ovulation ; on parle alors d'un kyste du corps jaune. Les kystes fonctionnels de l'ovaire surviennent volontiers chez les femmes anxieuses, stressées, surmenées, perturbées.

Quels sont les signes d'un kyste fonctionnel de l'ovaire ?

Le kyste peut se signaler par une sensation de pesanteur, de tiraillement du bas-ventre ou une véritable douleur. Parfois, ce n'est pas rare, il est découvert fortuitement à l'occasion d'un examen gynécologique systématique. L'échographie pelvienne précise sa localisation, ses dimensions et son caractère entièrement liquidien rassurant.

Les kystes fonctionnels fluctuent en fonction du cycle menstruel : ils peuvent diminuer ou même disparaître spontanément après les règles.

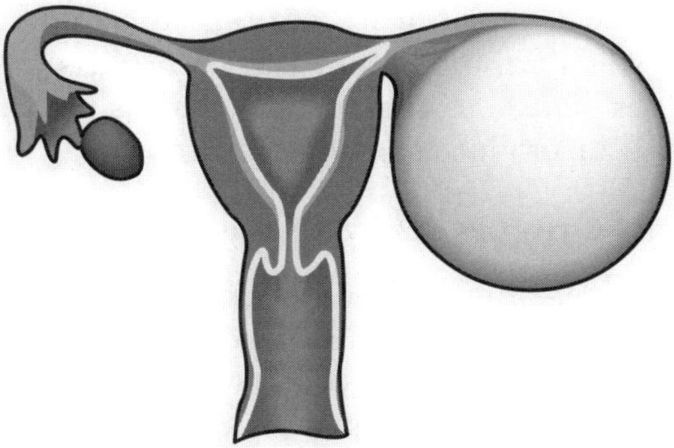

Kyste volumineux de l'ovaire

Quel est le traitement d'un kyste fonctionnel de l'ovaire ?

Le traitement peut se résumer à une simple surveillance si le kyste est petit et n'occasionne aucun symptôme. On se contentera alors de vérifier sa disparition deux ou trois cycles plus tard. Quand le kyste est assez gros et douloureux, il convient de bloquer l'axe hypothalamus-hypophyse-ovaire, donc de supprimer les ordres adressés par l'étage de commande à l'ovaire, ordres auxquels celui-ci a répondu de façon erronée, en fabriquant un kyste. Une bonne solution consiste en la prise, pendant un à quelques mois, d'un progestatif seul à fortes doses ou d'une pilule normodosée.

Qu'est-ce qu'un kyste organique de l'ovaire ?

Il en existe trois types :

- **les kystes séreux**, qui contiennent une sérosité claire. Leur paroi peut présenter de fines végétations ;
- **les kystes muqueux** cloisonnés. Leur paroi est épaisse, leur contenu est visqueux, épais, gélatineux ;
- **les kystes dermoïdes** sont très particuliers et contiennent des dents, des cheveux, des os dans un liquide très épais. Leur origine est embryonnaire.

Quels sont les risques des kystes organiques de l'ovaire ?

Un kyste organique de l'ovaire sera habituellement opéré car il peut se compliquer ou dégénérer. La dégénérescence en cancer de l'ovaire est une complication rare, mais redoutable. La complication la plus fréquente est la torsion, qui guette surtout les kystes lourds et à long pédicule. La torsion se traduit par une douleur brutale, intense, avec nausées et vomissements, qui amènent à consulter et à intervenir en urgence. Dans la plupart des cas, les kystes organiques de l'ovaire peuvent être opérés en cœlioscopie.

Comment se passe une cœlioscopie et quels sont les avantages d'une intervention par cœlioscopie par rapport à une intervention classique avec laparotomie (ouverture de l'abdomen) ?

Réalisée sous anesthésie générale, à l'hôpital ou en clinique, la cœlioscopie consiste à introduire dans la cavité abdominale, après l'avoir gonflée avec un gaz, une optique et de petits instruments chirurgicaux.

La cœlioscopie présente plusieurs avantages :
- des cicatrices petites et discrètes : l'optique est introduite au niveau du nombril et les instruments par deux ou trois petites cicatrices au-dessus du pubis ;
- des suites opératoires beaucoup moins douloureuses que lorsque l'on doit faire une laparotomie ;
- une hospitalisation courte, habituellement de deux ou trois jours, et une reprise rapide de l'activité sociale et professionnelle.

Peut-on toujours opérer un kyste de l'ovaire par cœlioscopie ?

Aujourd'hui, la plupart des kystes de l'ovaire peuvent être opérés par cœlioscopie, mais ce n'est pas toujours possible. Chez les femmes qui peuvent avoir des adhérences, comme celles qui ont déjà été opérées de l'abdomen, la cœlioscopie peut être contre-indiquée ou délicate. Parfois, le chirurgien qui a commencé l'intervention en cœlioscopie doit la poursuivre en ouvrant l'abdomen s'il rencontre des difficultés opératoires.

Comment se manifeste le cancer de l'ovaire ?

Le cancer de l'ovaire est le moins fréquent des cancers spécifiquement féminins. Il survient le plus souvent après soixante ans et il est redoutable à cause de son évolutivité, de son diagnostic très souvent tardif et de son pronostic. Les signes du cancer de l'ovaire sont frustes ou inexistants au début. Quand il est diagnostiqué par l'examen clinique (l'échographie, puis la cœlioscopie), le cancer de l'ovaire est souvent déjà très évolué. Un suivi gynécologique régulier est donc souhaitable chez toutes les femmes, même longtemps après la ménopause.

L'ENDOMÉTRIOSE

Qu'est-ce que l'endométriose ?

D'origine encore mal connue, l'endométriose se caractérise par des localisations anormales de fragments de muqueuse utérine (endomètre) qui vont migrer en dehors de la cavité utérine et se développer à distance. Ces localisations sont essentiellement génitales : surtout sur les ovaires, les trompes, le vagin, autour de l'utérus. Quand elles se localisent dans le muscle utérin, on parle d'adénomyose : elle représente 40 % de toutes les endométrioses. Parfois, on peut retrouver des foyers sur la vessie, les intestins ou sur une zone de cicatrice.

Sensibles aux sécrétions hormonales ovariennes dont ils suivent le cycle, les foyers d'endométriose réalisent de véritables petits endomètres miniatures.

Quels sont les signes de l'endométriose ?

L'endométriose peut entraîner deux grandes complications : des douleurs et une infertilité.

La douleur s'exprime habituellement par une dysménorrhée (douleur pendant les règles) intense et rebelle aux antalgiques habituels. Parfois, elle peut être plus ou moins permanente ou survenir pendant les relations sexuelles, dans certaines positions.

L'endométriose représente une cause fréquente d'infertilité et on peut la mettre en évidence par la radiographie de l'utérus et des trompes, l'hystérosalpingographie, réalisée dans le cadre de l'exploration d'un couple infertile.

Quels sont les examens pratiqués en cas d'endométriose ?

L'échographie pelvienne visualise bien le plus souvent les kystes ovariens endométriosiques. La cœlioscopie permet de visualiser directement les foyers, sous forme de petits grains noirs ou bleutés. Beaucoup de femmes ont des îlots endométriosiques sans expression clinique, découverts fortuitement lors d'une cœlioscopie pratiquée pour une autre raison. Dans le même temps opératoire, la cœlioscopie permet souvent d'associer un geste thérapeutique au bilan diagnostique. L'IRM permet de faire un bilan complet des lésions.

Quels sont les traitements médicaux de l'endométriose ?

Puisqu'il s'agit d'une maladie hormonodépendante, les traitements médicaux de l'endométriose visent à réduire ou à supprimer les sécrétions ovariennes en bloquant le système de commande hypothalamus + hypophyse. Pour cela, on peut utiliser soit un progestatif à forte dose du sixième au vingt-cinquième jour du cycle ou en continu, soit une pilule œstroprogestative, soit, lorsque les symptômes sont importants ou résistent aux traitements précédents, un traitement particulier par un analogue du LH-RH qui bloque complètement le fonctionnement des ovaires. Ces traitements atrophient rapidement l'endomètre et font céder les douleurs ; ils doivent être poursuivis plusieurs mois.

Quand faut-il avoir recours à la chirurgie en cas d'endométriose ?

Quand il existe de gros foyers bien limités, la chirurgie peut être indiquée, mais il peut s'avérer souvent techniquement difficile voire périlleux de les extirper. En cas d'adénomyose, quand les douleurs sont très intenses et résistent au traitement médical, il faut parfois se résigner à l'hystérectomie.

La rétroversion utérine

Qu'est-ce qu'un utérus rétroversé ?

Quand une femme est debout, son utérus est normalement basculé vers l'avant sur la vessie avec le corps fléchi sur le col : on dit que l'utérus est antéversé, antéfléchi ; c'est la position normale, la plus fréquente. Quand l'utérus est basculé vers l'arrière, on dit qu'il est rétroversé, et si le corps est coudé sur le col, qu'il est rétroversé, rétrofléchi. La rétroversion utérine concerne une femme sur cinq environ.

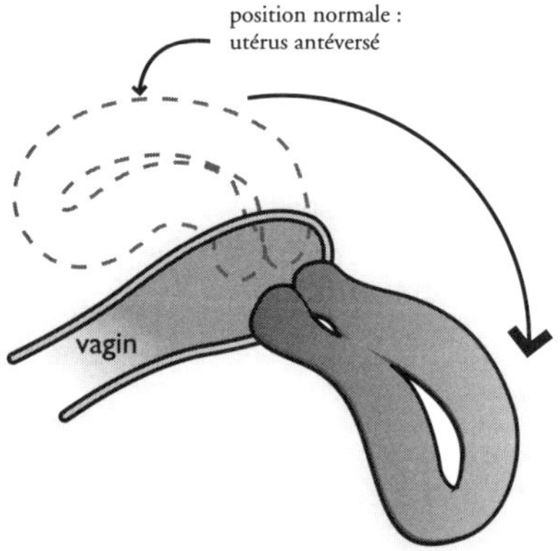

Utérus rétroversé

Quelles sont les causes de la rétroversion utérine ?

La rétroversion utérine peut être primaire, de naissance, ou secondaire et survenir après un accouchement : les ligaments qui arriment l'utérus n'ayant plus la force de la ramener vers l'avant. Parfois, un fibrome peut attirer l'utérus vers l'arrière, en particulier après quarante ans.

Quelles sont les conséquences d'un utérus rétroversé ?

La plupart du temps, il n'y en a aucune et la rétroversion n'occasionne aucun symptôme. D'ailleurs, beaucoup de femmes ont un utérus rétroversé sans le savoir.

Quand il y a des symptômes, ce sont des douleurs :

- des pesanteurs du bas-ventre avant et pendant les règles, avec des irradiations dans le dos car il existe souvent une congestion pelvienne ;
- des douleurs pendant les relations sexuelles lorsque le pénis entre en contact avec le fond vaginal postérieur sur lequel peut appuyer l'utérus rétroversé. Ces douleurs sont favorisées par certaines positions et peuvent être évitées dans d'autres.

Y a-t-il un risque de stérilité en cas d'utérus rétroversé ?

La rétroversion n'est pas une cause de stérilité ou de fausse couche. En revanche, lors du premier trimestre de la grossesse, il est fréquent de ressentir de petites contractions : c'est l'utérus qui se redresse en se développant car il ne peut se développer en position rétroversée au-delà de deux à trois mois.

Y a-t-il un traitement de la rétroversion utérine ?

Il n'y a pas de traitement médical de la rétroversion utérine. La cure chirurgicale est réservée à de rares cas où les douleurs sont handicapantes, en particulier lors des relations sexuelles. La plupart du temps, une femme vit très bien et sans problème particulier avec un utérus rétroversé.

Les fibromes

Qu'est-ce qu'un fibrome ?

Les fibromes (ou myomes) sont des tumeurs bénignes solides, hormonodépendantes, qui se développent au niveau du muscle utérin et de même structure que celui-ci. Ils sont très fréquents, surtout après quarante ans : près d'un tiers des femmes de plus de quarante ans sont porteuses d'un fibrome. Ils sont très rares avant l'âge de trente ans, sauf chez les femmes d'origine africaine.

Quels sont les différents types de fibromes ?

La forme des fibromes est habituellement sphérique et leur taille variable. En médecine, on a coutume de les comparer à des fruits : on parle ainsi d'un fibrome gros comme une mandarine, une orange, un pamplemousse, voire un melon. Plusieurs fibromes peuvent cohabiter sur un même utérus dont ils déforment les contours : on parle alors d'utérus polymyomateux. On distingue :

- **les fibromes sous-muqueux** qui bombent dans la cavité utérine et auxquels on peut associer **les polypes endométriaux** qui sont des hyperplasies, des excroissances de la muqueuse utérine ;
- **les fibromes interstitiels**, situés dans l'épaisseur de la paroi de l'utérus ;
- **les fibromes sous-séreux**, à la périphérie du corps utérin ;
- **les fibromes pédiculés**, situés à distance du corps de l'utérus mais reliés à celui-ci par un pédicule.

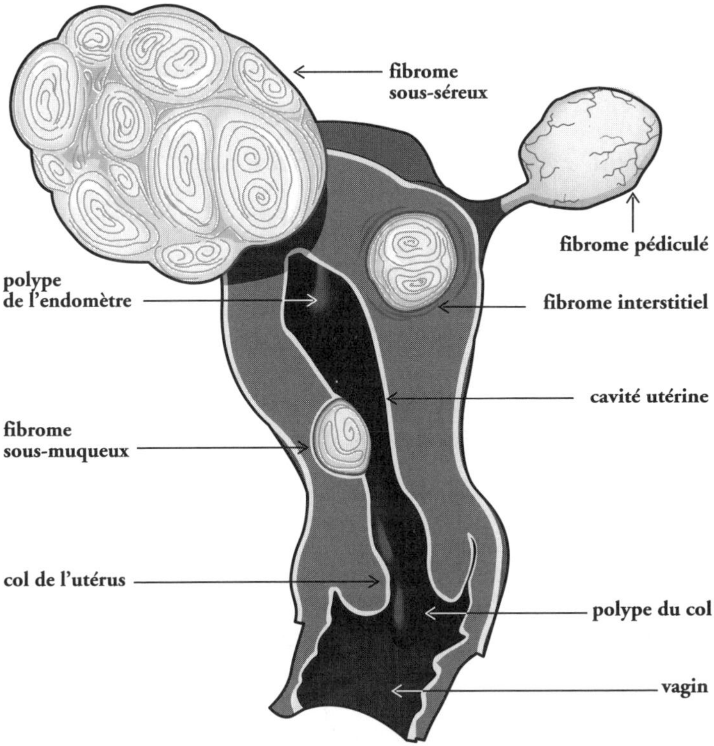

Les différents types de fibromes

Faut-il toujours traiter ou opérer un fibrome ?

Non. La grande majorité des fibromes n'occasionnent aucun trouble et ne doivent être ni opérés ni traités médicalement. Beaucoup de femmes qui ne consultent jamais en gynécologie sont porteuses de fibromes sans le savoir. Très souvent, le fibrome est découvert fortuitement, en général après quarante ans, lors d'un examen gynécologique systématique : une simple surveillance clinique est alors suffisante.

C'est uniquement quand le fibrome devient vraiment gênant qu'on est amené à intervenir : cela concerne surtout les fibromes sous-muqueux et les polypes endométriaux à l'origine des ménorragies.

Comment savoir si vous avez un fibrome ?

Le toucher vaginal permet d'apprécier le volume de l'utérus, sa sensibilité, sa forme. Les utérus fibromateux ou polymyomateux sont habituellement irréguliers, bosselés. L'échographie précise encore mieux les contours utérins et le nombre et la taille du ou des fibromes. L'hystérographie et, mieux encore, l'hystéroscopie visualisent très bien les fibromes sous-muqueux et les polypes, qui occasionnent les ménorragies (hémorragies pendant les règles).

Quels troubles un fibrome peut-il entraîner ?

Si la grande majorité des fibromes sont très bien tolérés, un fibrome peut aussi être responsable d'une sorte de gêne, de pesanteur du bas-ventre. Parfois, le fibrome peut être sensible, voire douloureux à l'examen gynécologique ou pendant les relations sexuelles.

Les fibromes sous-muqueux, comme les polypes de l'endomètre, peuvent entraîner une augmentation de la durée et de l'abondance des règles, qui peuvent durer jusqu'à huit, dix ou douze jours, ou être précédées ou suivies de traces de sang. Les règles peuvent même devenir hémorragiques avec des caillots les premiers jours, entravant alors la vie sociale et engendrant fatigue et anémie.

Un gros fibrome entraîne-t-il plus de troubles qu'un petit fibrome ?

Non. Il n'y a pas de parallélisme entre la taille d'un fibrome et les troubles qu'il peut entraîner. Le plus important est sa localisation. Ainsi, les fibromes sous-séreux, périphériques, même assez gros, sont le plus souvent très bien tolérés et « muets » cliniquement, alors que les fibromes sous-muqueux, même petits, peuvent être à l'origine d'abondants saignements pendant les règles tout comme les polypes endométriaux.

Peut-on opérer un fibrome par les voies naturelles sans enlever l'utérus ?

Les nouvelles techniques d'hystéroscopie opératoire permettent désormais d'enlever la plupart des fibromes sous-muqueux intracavitaires et des polypes par les voies naturelles, sous hystéroscopie. Réalisée sous anesthésie générale, l'intervention consiste à abraser, raboter, sous contrôle de la vue, le fibrome, fragment par fragment ; ces fragments sont ensuite retirés par le col. Sans douleurs, sans cicatrice utérine ou abdominale, cette intervention épargne l'utérus et ne nécessite qu'une hospitalisation très courte, souvent réalisée en ambulatoire avec admission et sortie le même jour. Il est possible de reprendre une activité socioprofessionnelle quelques jours après l'intervention. Non mutilantes et beaucoup moins lourdes que l'hystérectomie, ces techniques sont très intéressantes car elles s'appliquent précisément aux fibromes sous-muqueux, ceux qui engendrent le plus de troubles.

Quand faut-il avoir recours à l'hystérectomie ?

Parfois, une intervention plus importante s'avère nécessaire quand l'utérus est très volumineux ou bien encore quand la taille ou la localisation des fibromes sous-muqueux les rendent techniquement inaccessibles à une hystéroscopie opératoire. On peut alors réaliser soit une myomectomie qui n'enlève que le ou les fibromes (mais elle n'est pas toujours possible et expose au risque de récidive), soit une hystérectomie totale qui enlève tout l'utérus, soit une hystérectomie subtotale qui enlève le corps utérin tout en conservant le col. Les hystérectomies sont réalisées avec une cicatrice abdominale ou bien par les voies naturelles (par le vagin), mais ce n'est pas toujours techniquement possible. Au cours de ces interventions, on préserve de plus en plus souvent les ovaires, évitant ainsi d'induire simultanément un état de ménopause à l'hystérectomie.

Qu'est-ce que l'embolisation d'un fibrome ?

L'embolisation des artères utérines est une intervention de radiologie interventionnelle qui consiste à injecter des microsphères dans les vaisseaux nourriciers du fibrome afin d'en stopper la vascularisation et arrêter ainsi les hémorragies qu'il entraîne. Ses indications et son emploi sont limités.

Peut-on suivre un traitement hormonal substitutif de la ménopause si on a un fibrome ?

Oui, dans la plupart des cas mais avec des précautions d'emploi. La grande majorité des fibromes périphériques, sous-séreux, ne grossissent pas sous traitement hormonal de la ménopause, surtout si l'on emploie une dose modérée d'œstrogène. En revanche, même avec de faibles doses, les fibromes sous-muqueux peuvent toujours se manifester, surtout s'ils ont déjà entraîné des hémorragies avant la ménopause. Il est alors prudent de les opérer, en particulier s'ils peuvent bénéficier d'une hystéroscopie opératoire, afin de suivre un traitement hormonal dans la sérénité.

Comment évolue un fibrome et peut-il dégénérer en cancer ?

Les fibromes sont bénins et ne dégénèrent jamais en cancer. Tant qu'une femme est réglée, son fibrome peut, soit rester stable, soit continuer à grossir, et ce jusqu'à la ménopause. En effet, les fibromes sont hormonodépendants et ils ont besoin des hormones œstrogéniques pour se développer. Après la ménopause, avec le tarissement des sécrétions hormonales ovariennes, les fibromes vont régresser spontanément petit à petit, en quelques mois à quelques années, et il ne peut plus en apparaître de nouveaux. On dit souvent que le fibrome « s'assèche » : il s'agit d'une image assez juste car, après la ménopause, la vascularisation du fibrome se réduit considérablement.

L'HYSTÉRECTOMIE

Quels sont les différents types d'hystérectomies ?

L'hystérectomie est l'ablation chirurgicale de l'utérus et il en existe différents types :

- **l'hystérectomie subtotale** enlève le corps utérin mais laisse en place le col. Elle peut s'accompagner d'une annexectomie bilatérale, c'est-à-dire de l'ablation des deux ovaires ;
- **l'hystérectomie totale** enlève la totalité de l'utérus, col et corps. Elle peut aussi s'accompagner de l'ablation des deux ovaires ;
- **l'hystérectomie élargie** est réalisée en cas de cancer. On enlève l'utérus, les ovaires, des ganglions, une collerette vaginale et du tissu situé de chaque côté du col.

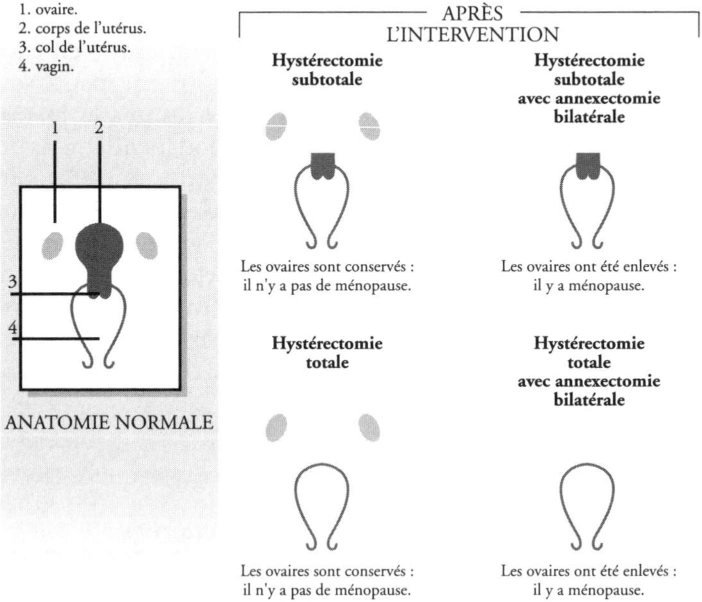

Les différents types d'hystérectomie

L'hystérectomie entraîne-t-elle toujours une ménopause ?

Non. Toute hystérectomie, qu'elle soit totale ou subtotale, entraîne un arrêt définitif des règles, mais pas forcément une ménopause. En effet, la ménopause se caractérise par un arrêt du fonctionnement des ovaires, et c'est donc l'annexectomie bilatérale (ablation des deux ovaires) qui, lorsqu'elle est réalisée, va entraîner une ménopause chirurgicale.

Enlève-t-on souvent les ovaires lors d'une hystérectomie ?

Chaque année en France, il est réalisé environ 70 000 hystérectomies dont la moitié avec une annexectomie bilatérale. Quand cela est possible, les chirurgiens épargnent les ovaires afin de ne pas ajouter une ménopause chirurgicale à l'hystérectomie.

Quand la ménopause va-t-elle survenir si les ovaires sont préservés lors d'une hystérectomie ?

Quand les ovaires sont préservés, la ménopause ne surviendra que plus tard, à l'époque prévue par la nature. En attendant, une femme aura toujours l'impression de ressentir une sorte de cycle hormonal (avec tension des seins, parfois modifications de l'humeur…), mais sans l'apparition régulière de ses règles.

Par quelle voie le chirurgien enlève-t-il l'utérus ?

La voie d'accès chirurgicale dépend de l'indication de l'intervention et aussi, souvent, de la pratique du chirurgien. Elle peut être vaginale (par les voies naturelles) ou souvent abdominale. La cicatrice peut alors être, dans la plupart des cas, esthétique, horizontale, à la limite supérieure de la pilosité du pubis : c'est l'incision de Pfanenstiel.

Quelles sont les indications de l'hystérectomie ?

En cas de cancer de l'utérus, l'hystérectomie est impérative. En cas de fibrome entraînant des troubles, si un geste chirurgical s'impose et si les techniques d'hystéroscopie opératoire ne sont pas réalisables, l'hystérectomie peut se révéler la meilleure solution et la plus prudente. Parfois, une hystérectomie peut être pratiquée au cours d'une intervention pour prolapsus (descente d'organes).

Globalement, on peut dire qu'aujourd'hui la chirurgie gynécologique cherche à être la moins mutilante possible.

Que devient la sexualité après une hystérectomie ?

Chaque femme se fait une certaine idée de son schéma corporel et parfois l'hystérectomie peut être très mal vécue et perçue comme une agression, une mutilation, pouvant perturber la vie sexuelle. Une information et un dialogue avant l'intervention devraient permettre d'en atténuer les conséquences psychologiques.

Plusieurs enquêtes concernant la sexualité après hystérectomie ont été menées. Globalement, ces études ont dégagé trois groupes de femmes, d'à peu près égale importance : un groupe n'a pas vu sa vie sexuelle modifiée après l'hystérectomie ; un deuxième groupe a constaté une amélioration de la qualité des rapports sexuels (en particulier quand l'intervention a été réalisée pour un fibrome très sensible ou une adénomyose, qui rendait les relations sexuelles pénibles et douloureuses) ; enfin, le dernier groupe s'est plaint de certaines perturbations du désir ou du plaisir.

L'hystérectomie n'affecte ni la féminité, ni le désir, ni le plaisir. Elle ne change pas la qualité des rapports sexuels et peut parfois même les améliorer.

Qu'est-ce que l'hystérectomie change pour le partenaire masculin ?

L'hystérectomie ne doit pas modifier les relations avec le partenaire. Un homme ayant des rapports sexuels avec une femme hystérectomisée ne peut pas s'en apercevoir.

La pathologie du col de l'utérus

Qu'est-ce qu'un polype du col de l'utérus ?

Très fréquent, le polype du col est une petite excroissance pédiculée développée aux dépens de la muqueuse de l'endocol. Sa taille varie de celle d'un pépin à celle d'un petit pois. N'occasionnant habituellement aucun trouble, le polype du col peut parfois entraîner des pertes sales ou même de petits saignements lors des rapports, lorsque le sexe de l'homme vient le heurter. Le médecin peut voir le polype lors de l'examen gynécologique sous la forme d'une toute petite boule rouge inflammatoire, comme un petit pois. Il est assez aisé de l'enlever avec un geste simple, rapide et indolore, lors d'une simple consultation de gynécologie. Le polype du col est une lésion bénigne qui ne dégénère jamais.

Qu'est-ce que les frottis de dépistage ?

Les frottis cervicaux de dépistage représentent un geste simple et rapide qui consiste à prélever des cellules du col de l'utérus au cours d'une consultation de gynécologie normale. À l'aide d'une petite spatule en bois et d'un petit écouvillon, le médecin va, en frottant (d'où le nom de frottis), recueillir des cellules à différents niveaux du col de l'utérus, exocol et endocol. Ces cellules sont alors soit étalées sur des lames de verre et immédiatement fixées par vaporisation d'un produit spécial (technique conventionnelle), soit placées dans un liquide de conservation cellulaire (technique en couche mince). Les prélèvements sont ensuite adressés à un laboratoire d'anatomo-pathologie où ils seront analysés par un médecin spécialisé qui adressera ultérieurement son compte rendu.

Les frottis sont-ils douloureux ?

Même si certaines femmes peuvent le ressentir de façon un peu désagréable, cet examen est habituellement indolore. Parfois, il peut se produire de petits saignements à la suite des prélèvements, ce n'est pas anormal et il n'y a pas lieu de s'inquiéter.

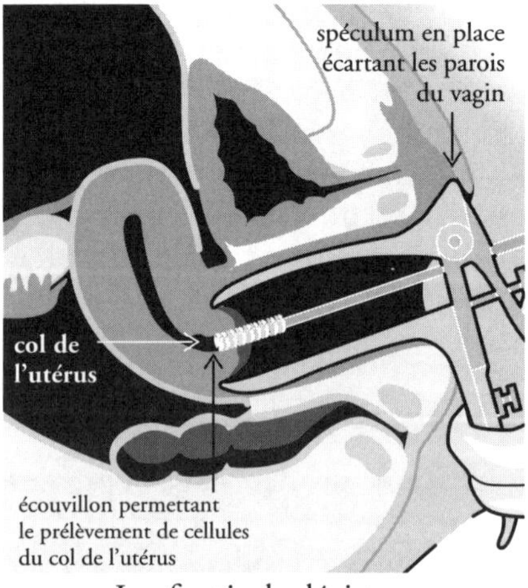

Les frottis de dépistage

Où et comment faire des frottis de dépistage ?

Tous les gynécologues et bon nombre de médecins généralistes font les frottis de dépistage. On peut aussi se rendre directement dans un laboratoire, munie de la prescription du médecin traitant. Il est enfin possible de se rendre à une consultation hospitalière de dépistage. Les frottis sont pris en charge par l'assurance-maladie et coûtent environ 20 euros.

Quelles précautions prendre avant de faire des frottis de dépistage ?

Si vous saignez, il n'est pas possible de faire des frottis. Si vous avez des pertes vaginales anormales, il est préférable de les traiter avant de pratiquer les frottis dont les résultats pourraient être faussés. De même, si des premiers frottis témoignent d'une importante inflammation du col, le médecin pourra vous prescrire un traitement local par ovules et vous demander de revenir ensuite pour des frottis de contrôle. Les deux jours précédant les frottis, éviter les irrigations vaginales, les ovules gynécologiques et les rapports sexuels.

À partir de quel âge doit-on réaliser des frottis de dépistage ?

Les dysplasies qui peuvent faire le lit du cancer du col utérin sont dues à un virus HPV transmis par les rapports sexuels. Il est donc habituel de pratiquer des frottis de dépistage dès la première année qui suit le début des relations sexuelles. Ensuite, la fréquence conseillée des frottis est variable, de un à trois ans. Tant que la vie sexuelle n'est pas stable, avec un partenaire unique et fidèle, il est sage et prudent de les refaire chaque année. En effet, en raison de la plus grande précocité des relations sexuelles, de la fréquence des changements de partenaires qui multiplient les risques de transmission d'un virus HPV, on trouve de plus en plus souvent d'anomalies chez de très jeunes femmes.

À quoi servent les frottis de dépistage ?

Les frottis cervicaux de dépistage (exocol et endocol) constituent la base de la prévention du cancer du col utérin. On ne passe pas directement d'un col parfaitement sain à un cancer du col. S'ils sont pratiqués régulièrement, les frottis permettent de détecter puis de détruire des cellules et des lésions anormales, qui ne sont pas cancéreuses mais pourraient le devenir si on les laissait évoluer.

Les frottis représentent un examen de dépistage : une sorte de signal d'alarme qui conduit éventuellement à pratiquer des investigations complémentaires. Le diagnostic exact et définitif nécessite une analyse plus approfondie des tissus, après biopsie, sous colposcopie.

Comment interpréter les résultats des frottis ?

Quand les frottis contiennent des cellules anormales, ils sont classés suivant une nomenclature internationale et on peut distinguer : l'infection par HPV, les atypies de signification indéterminée (ASCUS) et les dysplasies, classées en dysplasies légères (CIN I), dysplasies moyennes (CIN II) et dysplasies sévères (CIN III). Les dysplasies sévères précèdent la survenue du véritable cancer. Ces lésions n'entraînent aucun trouble et ne peuvent être suspectées qu'aux frottis.

La classification ancienne des frottis en cinq classes de I à V est désormais abandonnée.

Qu'est-ce qu'une colposcopie ?

Réalisée lors d'une consultation de gynécologie, la colposcopie consiste à examiner le col de l'utérus avec une sorte de loupe médicale spéciale grossissant fortement toutes les différentes zones du col et donc permettant une analyse des anomalies plus fine qu'à l'œil nu. Pour bien mettre en évidence d'éventuelles lésions, le gynécologue badigeonne le col avec des produits qui permettent d'en faire ressortir les zones anormales. La colposcopie permet ainsi de diriger une éventuelle biopsie du col qui consiste à prélever un petit morceau de tissu à l'aide d'une pince spéciale. Le fragment prélevé est envoyé pour analyse au laboratoire d'anatomopathologie et va permettre de fournir un diagnostic définitif plus précis que les frottis.

Quand réalise-t-on une colposcopie ?

Habituellement, on fait une colposcopie quand les frottis se révèlent anormaux. Les frottis constituent un examen de dépistage simple effectué sur des prélèvements de cellules. La biopsie sous colposcopie permet une analyse des tissus. Cette analyse histologique permet de confirmer l'existence d'une dysplasie, d'en déterminer le stade et la conduite à tenir.

Que fait-on en cas de dysplasie ?

Les dysplasies légères peuvent régresser spontanément. La plupart du temps on se contente donc de les surveiller par des frottis répétés, même si ce n'est pas une attitude toujours bien admise par une femme souvent inquiète, et surtout si les anomalies cellulaires persistent longtemps. Dans ce cas, certains médecins préfèrent donc les traiter comme les dysplasies moyennes ou sévères qui doivent être détruites, sinon elles évolueraient vers le véritable cancer du col.

La destruction des dysplasies peut se faire par :

- laser sans anesthésie au cabinet de certains gynécologues spécialisés ou, plus souvent, à l'hôpital ou en clinique ;
- une petite intervention chirurgicale sous anesthésie générale, appelée « conisation » car elle consiste à enlever un morceau de col ayant la forme d'un petit cône. La conisation est pratiquée quand la lésion est moyenne ou sévère ou difficilement accessible car remontant dans le canal cervical.

Qu'est-ce que les HPV ?

Les HPV (*Human Papilloma Virus*) représentent une famille de plus d'une centaine de virus dont certains, quand ils persistent longtemps, peuvent entraîner des dysplasies et le cancer du col de l'utérus. L'HPV est très fréquent puisqu'on estime que plus de la moitié des femmes ayant une activité sexuelle ont été, sont ou seront infectées au cours de leur vie. Cette infection n'entraîne aucun symptôme et, dans la majorité des cas, va disparaître spontanément dans les douze à vingt-quatre mois qui suivent la contamination. Parfois, le virus persiste et peut alors favoriser la survenue des lésions précancéreuses du col, les dysplasies.

Qu'est-ce que le test HPV ?

Tous les virus HPV ne sont pas dangereux, oncogènes. Un test de biologie moléculaire (le test HPV) permet de détecter dans les cellules du col les virus à risque dits « HPV oncogènes ». Ce test est intéressant en cas de frottis anormal classé ASCUS ou dans la surveillance des suites d'une conisation.

Pourquoi un vaccin contre les HPV ?

Les papillomavirus humains (HPV) se retrouvent dans la quasi-totalité des cancers du col de l'utérus, et on sait que ces virus se transmettent par les rapports sexuels. Une vaccination contre les souches les plus agressives de ces virus est aujourd'hui possible.

À qui est conseillée la vaccination contre les HPV ?

En mars 2007, les autorités de santé ont émis des recommandations concernant l'usage de ce vaccin. Il est recommandé chez les jeunes filles de quatorze ans afin de les protéger avant qu'elles ne soient exposées au risque d'une infection par HPV. On peut aussi proposer la vaccination aux jeunes filles et jeunes femmes de quinze à vingt-trois ans qui n'auraient pas encore eu de rapports sexuels ou dans l'année suivant le début de leur vie sexuelle.

Le vaccin contre les infections à HPV est-il efficace contre le cancer du col de l'utérus ?

On estime que cette vaccination pourrait permettre d'éviter environ 70 % des lésions graves et des cancers du col de l'utérus.

Comment se passe la vaccination ?

La vaccination nécessite trois injections étalées sur six mois. Elle est prise en charge par l'assurance-maladie.

Le vaccin dispense-t-il de faire des frottis ?

Non. Le vaccin ne protégeant pas contre tous les types de HPV, il faut donc continuer à pratiquer régulièrement des frottis de dépistage. Frottis et vaccination ne sont pas concurrents mais complémentaires.

Qu'est-ce que le cancer du col de l'utérus ?

Il s'agit d'un cancer encore trop fréquent (trois mille nouveaux cas environ chaque année en France et mille décès) malgré une prévention très efficace possible. Il atteint surtout les femmes entre trente-cinq et cinquante ans, mais il peut également survenir après la ménopause, d'où la nécessité de poursuivre un dépistage régulier associé à un suivi gynécologique.

Quels sont les facteurs de risque du cancer du col de l'utérus ?

Ce sont toutes les causes de traumatisme, lésion, irritation, infection du col avec, en particulier :

- les maladies sexuellement transmissibles ;
- les premiers rapports sexuels précoces ou de fréquents changements de partenaires, qui en majorent le risque ;
- les grossesses : le risque augmente avec le nombre de grossesses et d'accouchements.

Chez les femmes vierges, qui ne présentent donc aucun de ces facteurs de risque, le cancer du col est exceptionnel.

Qu'est-ce que le cancer invasif ?

Quand, après effraction de la membrane basale, les cellules cancéreuses dépassent la couche superficielle, elles peuvent gagner progressivement l'ensemble du col, envahir les tissus avoisinants et aussi essaimer à distance en suivant les ganglions et les voies lymphatiques.

Au début, un cancer du col peut n'entraîner aucun symptôme et n'être mis en évidence que par les frottis et une biopsie sous colposcopie. Parfois, il peut se manifester par de petites pertes de sang rouge vif, en dehors des règles, et provoquées par un contact comme un rapport sexuel.

Une fois le diagnostic posé, le médecin va réaliser un bilan permettant de déterminer le degré d'extension des lésions et la stratégie thérapeutique. Le traitement associe chirurgie et radiothérapie. L'intervention chirurgicale dite « de Wertheim » consiste en une hystérectomie élargie enlevant l'utérus, une collerette vaginale, les tissus se trouvant de chaque côté du col, les ovaires et les ganglions.

Le cancer de l'endomètre

Qu'est-ce que le cancer de l'endomètre ?

Il touche la muqueuse qui tapisse l'intérieur de la cavité utérine. À la différence du cancer du col, le cancer de l'endomètre va surtout concerner la femme ménopausée.

Quels sont les facteurs de risque du cancer de l'endomètre ?

Il survient habituellement après une certaine période d'hyperplasie endométriale, c'est-à-dire sur un endomètre très épais. Les phénomènes hormonaux prolongés contribuant à la formation d'une hyperplasie endométriale ou de polypes constituent ainsi des facteurs de risque : excès d'œstrogènes, insuffisance en progestérone, ménopause tardive… À un moindre degré, l'hypertension artérielle, l'obésité et le diabète représentent aussi des facteurs de risque.

Quels sont les signes et comment fait-on le diagnostic du cancer de l'endomètre ?

Le cancer de l'endomètre n'est pas accessible au dépistage systématique et ne peut être mis en évidence par les frottis habituels. En général, il touche une femme ménopausée qui perd spontanément du sang noirâtre de façon plus ou moins abondante.

L'échographie pelvienne permet de visualiser une image suspecte dans la cavité utérine. L'hystéroscopie en permet une vision directe et une biopsie dirigée qui va permettre une analyse histologique. Il faut parfois réaliser un curetage biopsique de toute la cavité utérine avant de confirmer le diagnostic.

Quel est le traitement du cancer de l'endomètre ?

Le traitement du cancer de l'endomètre s'apparente à celui du cancer du col. Le pronostic est lié à la précocité du diagnostic et les chances de guérison sont grandes quand le cancer est encore limité à l'utérus.

LES PROLAPSUS ET L'INCONTINENCE URINAIRE

Qu'est-ce qu'un prolapsus ?

Les prolapsus, ou descentes d'organes, sont assez fréquents après la ménopause. Ils sont dus à une défaillance du système de soutènement des organes génitaux, de la vessie et du rectum. La descente de vessie, la plus fréquente, s'appelle une cystocèle ; la descente de l'utérus, une hystérocèle, et la descente de rectum, une rectocèle.

Quelles sont les causes des prolapsus ?

La cause principale est représentée par un ou plusieurs accouchements d'autant plus qu'il s'est agi d'accouchements laborieux, de gros enfants avec une expulsion longue et difficile ou ayant nécessité l'application de forceps.

Détérioré par ces antécédents obstétricaux, le plancher pelvien arrive tant bien que mal à assumer son rôle jusqu'à la ménopause. Au-delà, privés de leur support hormonal œstrogénique, les systèmes de soutènement deviennent moins trophiques et fléchissent ; le prolapsus et souvent aussi des troubles urinaires apparaissent alors.

Quels sont les troubles entraînés par un prolapsus ?

Une descente d'organes peut entraîner une sensation de pesanteur du bas-ventre parfois douloureuse et fatigante, accompagnée d'une impression de « boule » dans le vagin.

Quand vous êtes assise sur un bidet, en poussant, vous pouvez sentir avec les doigts cette « boule » se dérouler et affleurer l'orifice de la vulve.

Dans la majorité des cas, c'est la paroi antérieure du vagin qui se déroule sous la vessie et celle-ci descend. Dans d'autres cas, c'est la paroi vaginale postérieure et cette fois-ci, c'est le rectum qui descend. Parfois encore, c'est l'utérus qui descend et son col peut même, dans les cas évolués, apparaître à la vulve. Enfin, les descentes des différents organes du petit bassin sont parfois associées entre elles.

Le prolapsus s'accompagne souvent (mais pas toujours ; il peut même parfois masquer des symptômes urinaires latents) de troubles de la continence urinaire qui touchent environ un quart des femmes de plus de cinquante ans.

Quels sont les troubles de la continence urinaire qui peuvent accompagner un prolapsus ou être isolés ?

Très schématiquement, il existe trois grands types d'incontinence : celles qui surviennent exclusivement à l'effort, celles qui en sont indépendantes et celles qui combinent ces deux types.

– **L'incontinence urinaire d'effort** se traduit par une perte d'urines, involontaire, non précédée d'un besoin et toujours contemporaine d'un effort (saut, course, rire, toux… parfois même simple changement de position). L'importance de la fuite est variable : de quelques gouttes tachant les sous-vêtements à un véritable jet urinaire. Pouvant se répéter plus ou moins fréquemment, ces fuites conduisent souvent au port permanent d'une protection. L'incontinence urinaire d'effort peut être due à un défaut de transmission des pressions entre la vessie et l'urètre, provenant d'une détérioration de la statique du petit bassin ou d'une insuffisance du sphincter urétral, ou encore de la combinaison de ces deux causes.

– **L'incontinence urinaire indépendante de l'effort** est en rapport avec un mauvais fonctionnement vésical et sphinctérien. La vessie est hypersensible et a tendance à se contracter de façon incontrôlable. De la même façon, le fonctionnement urétral est instable. Souvent, la femme a toujours envie d'uriner ou elle ressent des envies et a parfois des fuites urinaires lors de certaines stimulations (en trempant les mains dans l'eau froide ou en entendant un robinet qui coule, par exemple).

Quels sont les examens complémentaires à pratiquer en cas de prolapsus et/ou troubles de la continence urinaire ?

À l'examen clinique, le médecin peut apprécier le type et le degré de la descente d'organes en vous demandant de pousser sur la table de gynécologie. Parfois, même en position allongée, un simple effort de toux peut déclencher une fuite urinaire plus ou moins importante.

Le colpocystogramme, réalisé chez un radiologue, permet d'apprécier, après les avoir opacifiés, la cinétique des organes du petit bassin aux efforts de poussée et de retenue.

Le bilan urodynamique est un examen sophistiqué, réalisé dans certains centres et cabinets spécialisés, et étudiant les pressions dans l'urètre et la vessie pendant le remplissage de celle-ci. Cet examen est essentiel dans l'exploration des troubles de la continence urinaire car il permet de cerner leurs mécanismes souvent complexes et associant plusieurs anomalies.

Quels sont les traitements médicamenteux des troubles de la continence urinaire ?

Les traitements médicamenteux utilisent certains produits pouvant agir sur le sphincter urétral ou sur l'instabilité, l'irritabilité de la vessie. Les thérapeutiques hormonales locales et générales de la ménopause peuvent restaurer une certaine trophicité et une tonicité des tissus permettant au système de soutènement des organes du petit bassin de mieux remplir sa mission.

Qu'est-ce que la rééducation périnéale uro-gynécologique ?

La rééducation périnéale et sphinctérienne – avec tenue d'un calendrier mictionnel, apprentissage de la contraction des muscles releveurs et électrostimulations à l'aide d'une sonde vaginale – s'avère souvent utile en cas de prolapsus et/ou de troubles de la continence urinaire. Réalisée au cabinet d'un kinésithérapeute, cette rééducation s'apparente à celle des jeunes accouchées. Elle peut être relayée par des exercices réalisés à domicile.

Peut-on effectuer la rééducation périnéale à domicile ?

Il existe des appareils de rééducation périnéale à usage personnel. Délivrés sur prescription médicale, pris en charge par la sécurité sociale, ces appareils sont destinés à la rééducation et au traitement de l'incontinence urinaire. L'appareil KEAT se présente sous la forme d'une sonde vaginale sans fil émettant des électrostimulations permettant de faire travailler les muscles du plancher pelvien et les structures musculaires avoisinantes. Cette rééducation personnelle à domicile peut constituer un intéressant complément à la rééducation réalisée en cabinet afin de préserver les résultats déjà obtenus.

Quand faut-il recourir à la chirurgie ?

Le traitement chirurgical est envisagé quand la gêne est importante et/ou le prolapsus à un stade avancé. Plusieurs techniques sont possibles et leurs indications doivent être soigneusement pesées. En cas incontinence urinaire d'effort pure, on peut envisager la pose d'une bandelette, mais lorsqu'il existe un prolapsus une intervention plus importante doit être envisagée.

Qu'est-ce que les bandelettes sous-urétrales ?

En cas d'incontinence urinaire d'effort, les techniques récentes consistent en la pose par voie vaginale d'une bandelette de tissu synthétique non résorbable sous l'urètre : le TVT (*tension free vaginal tape*) ou le TOT (*trans-obturator tape*). L'intervention et la durée d'hospitalisation sont courtes. Les résultats sont bons et durables.

Qu'est-ce qu'un pessaire ?

Quand il existe un prolapsus important chez une femme très âgée et en mauvais état général, l'intervention n'est pas toujours possible. On peut mettre en place dans le vagin un pessaire, sorte d'anneau en caoutchouc épais et rigide qui empêche mécaniquement l'utérus de descendre. Il en existe différentes tailles permettant de s'adapter à chaque configuration anatomique.

Le sein

Anatomie et physiologie intimes des seins

Quel est l'aspect normal des seins ?

L'aspect des seins varie beaucoup d'une femme à l'autre : par le volume (depuis les petits seins à la poitrine très volumineuse, source de maux de dos et parfois justiciable d'une intervention plastique de réduction), par la forme (en pomme ou en poire…), par la consistance (ferme, molle, granuleuse…) et encore par la taille, le dessin, la couleur et la direction des mamelons. Chez la même femme, le sein change en fonction de l'âge et du cycle. Une légère asymétrie est très fréquente : un sein, le plus souvent le gauche (du côté du cœur) est un peu plus volumineux que l'autre. Soumis aux influences des hormones et des étapes ou aléas de l'existence de chaque femme (grossesses, allaitement, variation de poids, âge…), les seins vivent, évoluent, se transforment tout au long de la vie.

Quelle est l'anatomie des seins ?

Les seins contiennent des glandes destinées à la lactation, du tissu conjonctif et de la graisse. Le tissu conjonctif et le tissu glandulaire assurent au sein sa consistance et son maintien. La proportion entre glande et graisse évolue avec le temps : à partir de l'âge de trente ans, il y a très progressivement de moins en moins de glande et de plus en plus de tissu adipeux.

La glande est formée d'un ensemble de petits sacs, les acinis, regroupés comme des grappes de raisins et qui sécrètent le lait après l'accouchement. Le lait est déversé dans de fins canalicules qui se regroupent comme des affluents et constituent un canal galactophore venant s'aboucher au mamelon par un minuscule orifice, du diamètre d'une épingle. Il existe ainsi une quinzaine de canaux galactophores. Le tissu conjonctif entoure les éléments glandulaires, assurant la structure du sein.

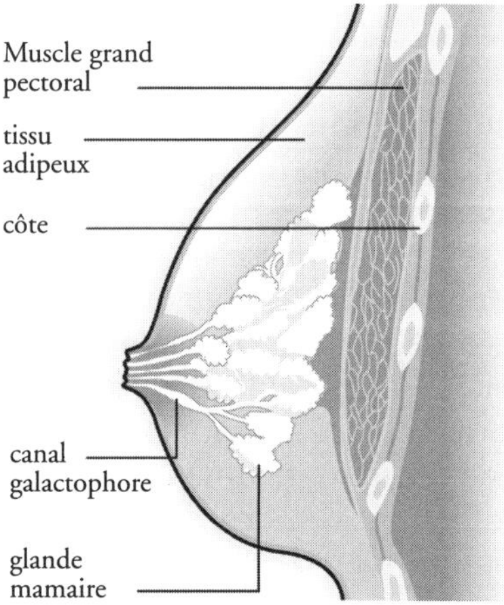

Anatomie du sein

La graisse, plus ou moins abondante, enrobe le tissu conjonctif et la glande, et donne au sein l'essentiel de son volume. Le tout est enrobé par une enveloppe cutanée douce et souple qui pourra subir un certain nombre de tensions (période prémenstruelle, grossesse, allaitement) au cours de la vie d'une femme. Au milieu se trouve l'aréole, zone arrondie de couleur rosée ou brune, voire noirâtre, qui se modifie et fonce pendant la grossesse sous l'influence des œstrogènes. De minuscules saillies, les tubercules de Morgani, peuvent lui donner un aspect très légèrement rugueux. Au centre de l'aréole se dresse le mamelon, très sensible, au sommet duquel s'abouchent les canaux galactophores. Par leurs formes et leurs dimensions, les mamelons varient d'une femme à l'autre et sous certaines influences (caresses, froid) peuvent présenter une sorte de petite érection, appelée « thélotisme ». Certaines femmes ont les mamelons ombiliqués, c'est-à-dire rentrés à l'intérieur de l'aréole. Un mamelon ombiliqué peut le rester en permanence ou sortir momentanément sous l'influence d'une stimulation.

Quels sont les effets des hormones ovariennes sur les seins ?

Tout au long du cycle menstruel, le sein subit les influences des hormones ovariennes dont il reflète les fluctuations ou les déséquilibres. Vous avez probablement remarqué que les seins gonflent et deviennent tendus, voire douloureux en période prémenstruelle. Certaines femmes sont parfois même contraintes de changer de taille de soutien-gorge avant les règles. Le réseau veineux qui sillonne superficiellement le sein est alors particulièrement visible.

Les œstrogènes peuvent ainsi entraîner des phénomènes congestifs au niveau des seins. Ils induisent un certain œdème et une prolifération cellulaire des canaux galactophores. Après l'ovulation, en seconde partie de cycle, la progestérone vient s'opposer à l'action des œstrogènes et réduire l'œdème. On comprend bien qu'un déséquilibre hormonal au profit des œstrogènes puisse entraîner rapidement une tension des seins. Par cette tension douloureuse, appelée « mastodynie », le sein s'exprime et même peut « renseigner » le médecin, par exemple en le guidant dans le choix d'une pilule contraceptive au climat hormonal approprié à votre morphologie et à votre physiologie.

Quel est le rôle de la prolactine ?

Une troisième hormone, la prolactine, sécrétée par l'hypophyse et non plus par les ovaires, va permettre la lactation et l'allaitement du nourrisson. La prolactine joue aussi un rôle sur le contrôle de l'ovulation. Normalement, en dehors de l'allaitement, les taux de prolactine restent très faibles.

Quelle est l'influence de la grossesse sur les seins ?

Dès le début de la grossesse, les seins augmentent de volume. Les petits sacs, ou acinis, qui vont produire le lait prolifèrent, grossissent. Dès la fin du deuxième trimestre, un petit écoulement, qui n'est pas encore du lait, le colostrum, peut apparaître. L'augmentation de volume souvent importante et rapide des glandes mammaires soumet la peau à une distension parfois considérable. Il lui arrive de « craquer » dans son épaisseur, laissant apparaître des vergetures. L'allaitement accroît encore le volume des seins et la distension cutanée.

Par la suite, les glandes régressent, dégonflent, tandis que la peau a du mal à se retendre car son élasticité peut se révéler insuffisante pour absorber ces variations de volume. D'où l'intérêt majeur du port d'un soutien-gorge pendant la grossesse et l'allaitement.

Comment préserver ses seins ?

La beauté des seins

Quel rôle jouent les seins dans la sexualité ?

Dans notre société, la fonction physiologique du sein, l'allaitement du nourrisson, est plus ou moins reléguée au second plan derrière les autres rôles que le sein peut jouer : esthétique, attractif, érotique, sexuel… Symbole, étendard et émissaire de la féminité, atout dans les jeux de l'amour et de la séduction, le sein exerce un attrait unique et particulier. Il est normal qu'une femme soit attentive et soucieuse de l'aspect de sa poitrine, mais rares sont celles qui en sont pleinement satisfaites.

Quel est l'intérêt du port d'un soutien-gorge ?

Le meilleur moyen de préserver sa poitrine reste le port quotidien d'un soutien-gorge adapté, surtout chez les femmes à forte poitrine. Le soutien-gorge limite la distension cutanée, source d'affaissement ultérieur, et la mise à trop rude épreuve des seins, en particulier lors de la pratique d'un sport ou pendant la grossesse et l'allaitement.

Vous devez vous sentir à l'aise dans un soutien-gorge, qui doit maintenir les seins sans les comprimer, ni marquer les épaules ou le dos. Par ailleurs, certains modèles permettent de mettre en valeur la poitrine et la silhouette.

Faut-il porter un soutien-gorge pour faire du sport et comment le choisir ?

C'est indispensable, surtout si vous pratiquez un sport qui entraîne des secousses, comme le jogging ou l'équitation. Si une femme ne porte pas de soutien-gorge pendant ces activités, ses seins vont être ballottés en permanence, ce qui n'est déjà pas très confortable ; de plus, leur enveloppe cutanée va finir par se distendre et les seins auront tendance à s'affaisser. Dans les sports collectifs, comme le handball ou le volley, les seins sont plutôt exposés à des coups ou des chocs.

Dans tous les cas, il est conseillé de porter un soutien-gorge bien adapté, qui plaque les seins contre le corps et possède de larges bretelles pour ne pas irriter la peau. Il doit être en coton et ne pas comporter d'agrafes dans le dos, ni de coutures au niveau du mamelon pour éviter des blessures par frottements répétés.

Certains exercices permettent-ils de raffermir les seins et d'éviter qu'ils ne tombent ?

Le sein ne contient aucun muscle. Seule son armature conjonctive et la peau qui le relie au thorax le soutiennent plus ou moins bien. Le sein est cependant situé sur un muscle, le grand pectoral, comme une statue repose sur son socle. La gymnastique peut légèrement développer et raffermir ce socle musculaire (les pectoraux) tout en maintenant un dos droit, mais n'aura aucune influence sur la consistance ou le volume des seins.

Les crèmes, lotions, laits… destinés à la poitrine ont surtout une action superficielle, cutanée, cosmétique.

Peut-on exposer ses seins au soleil ?

Il est possible d'exposer sa poitrine au soleil, sans en abuser, cela n'augmente pas le risque de cancer du sein. Cependant, un excès de soleil peut entraîner un vieillissement cutané disgracieux du décolleté et de la poitrine, comme pour toute autre partie du corps.

Que faire en cas de mamelons ombiliqués ?

Normalement, les mamelons ou tétons sont saillants sur l'aréole des seins. Chez environ une femme sur dix, les mamelons sont rentrés, invaginés, on dit qu'ils sont « ombiliqués ». Cette petite anomalie due à la brièveté des canaux qui véhiculent le lait concerne les deux seins ou un seul et ne gêne pas toujours l'allaitement. Sous l'effet du froid ou du toucher, des mamelons peu saillants peuvent sortir et pointer en avant, mais les mamelons vraiment ombiliqués, eux, se rétractent. Si cela vous complexe vraiment, une petite intervention avec une cicatrice pratiquement invisible permet de faire ressortir le ou les mamelons ombiliqués.

L'auto-examen des seins

Comment se pratique l'auto-examen des seins ?

L'auto-examen des seins est un geste simple, qui demande cependant une certaine technique. Chaque femme peut le faire régulièrement après les règles, quand les seins sont souples. En effet, si vous vous palpez les seins juste avant vos règles, vous pourriez prendre pour une masse anormale un secteur glandulaire très congestionné.

Théoriquement aisé, l'auto-examen des seins peut s'avérer plus difficile pour les femmes aux seins denses, très glandulaires et « granuleux ». Il sera toujours utilement complété au minimum une fois par an, surtout après quarante ans, par l'examen d'un médecin.

L'examen clinique des seins peut-il remplacer la mammographie ?

Même pratiqué par un médecin, l'examen clinique des seins ne peut pas remplacer la mammographie. Ces deux techniques ne sont pas concurrentes mais complémentaires, surtout après quarante ans et *a fortiori* après cinquante ans. L'examen clinique a du mal à retrouver des lésions inférieures à un centimètre ou situées en profondeur dans la glande mammaire, surtout si les seins sont volumineux. La mammographie est habituellement plus performante que l'examen clinique, en permettant de découvrir des lésions très petites de quelques millimètres à un stade où les chances de guérison sont maximales.

INSPECTION

Cet examen est à réaliser quand les seins sont souples, juste après les règles.

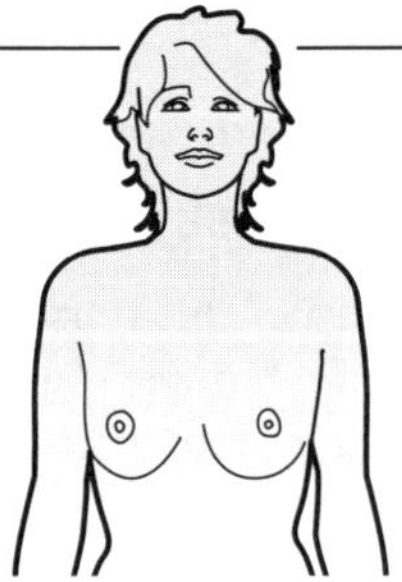

Torse nu, devant votre glace, observez si les deux mamelons sont symétriques (il peut exister une petite asymétrie habituelle. Ce qui compte est de savoir si elle est modifiée).

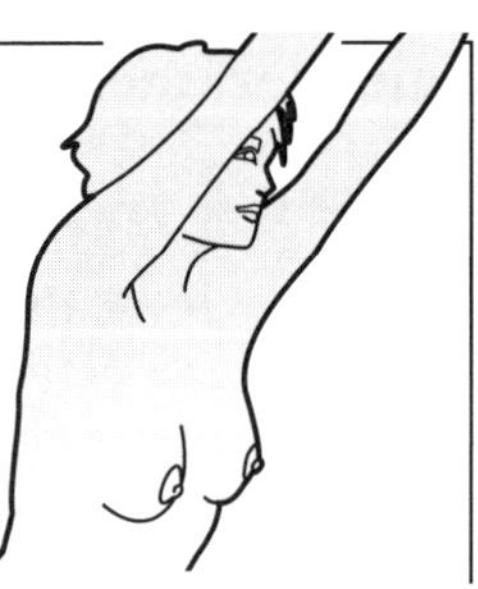

Penchée en avant, en levant puis en abaissant les bras, observez les contours des seins, qui ne doivent présenter aucune déformation ou irrégularité localisée.

PALPATION

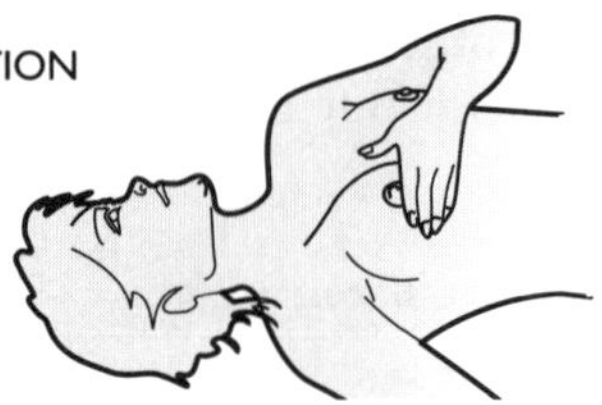

Allongez-vous sur votre lit, un coussin sous les épaules, et palpez votre sein avec la main bien à plat en roulant la glande sur les côtés. Examinez le sein droit avec la main gauche et *vice versa*. Ne serrez pas la glande entre les doigts, cela pourrait vous donner une fausse impression de grosseur.

Auto-examen des seins

L'exploration des seins

Qu'est-ce qu'une mammographie ?

Indispensable, la mammographie est l'examen clé dans le dépistage et le diagnostic précoce des cancers du sein. Simple et rapide, c'est une radiographie des seins réalisée au moyen d'un appareil appelé « sénographe ».

En général, le radiologue prend deux ou trois clichés de chaque sein : de face, de profil et du prolongement axillaire. Il peut prendre un ou des clichés complémentaires, parfois agrandis, centrés sur une zone suspecte. Pour obtenir des images de bonne qualité, le sein doit être maintenu serré entre deux plaques. Il vaut mieux faire une mammographie après les règles, quand les seins sont « dégonflés ». Ainsi, dans la plupart des cas, l'examen sera indolore même s'il est souvent perçu de façon désagréable.

Quand fait-on une mammographie ?

Le médecin peut prescrire une mammographie pour diverses raisons :

- l'apparition d'une grosseur, d'une masse anormale ;
- la présence d'une mastose (maladie bénigne des seins), quand les seins sont difficiles à examiner (seins volumineux, denses, « granuleux »...) ;
- quand il existe des facteurs de risque (comme des antécédents familiaux de cancer du sein) ;
- à titre systématique à partir de cinquante ans et souvent plus tôt dès quarante ou quarante-cinq ans.

Il est toujours intéressant de faire une mammographie à titre systématique entre quarante et cinquante ans, même si tout semble normal à l'examen. En effet, cela permettra d'avoir une référence qui pourra servir de point de comparaison lors de clichés ultérieurs. Par la suite, de nouvelles mammographies peuvent être prescrites, en fonction des anciennes radios et de l'examen clinique. La majorité des femmes bénéficiera après quarante, quarante-cinq ou cinquante ans d'une surveillance mammographique tous les deux ans, voire chaque année dans certains cas. Désormais, avec les sénographes de dernière génération, l'irradiation d'une mammographie est faible tandis que la qualité des images, qui peuvent être numérisées, a fait d'énormes progrès.

Quel est l'intérêt de l'échographie des seins ?

L'échographie des seins peut représenter un complément utile à la mammographie, en particulier quand les seins sont denses ou pour confirmer la nature liquidienne d'un kyste, par exemple.

Comment interpréter les résultats d'une mammographie ?

Désormais, les résultats des mammographies sont classés suivant des classes appelées ACR. Une mammographie normale est classée ACR 1. ACR 2 correspond à la présence d'anomalies bénignes ne nécessitant ni surveillance ni examen complémentaire. ACR 3 signifie la présence d'une anomalie, probablement bénigne mais justifiant une surveillance à court terme, souvent un contrôle six mois plus tard. Le radiologue classe la mammographie ACR 4 quand il y a une anomalie nécessitant une vérification histologique, c'est-à-dire un prélèvement pour analyse. Enfin ACR 5 signifie une image radiologique évocatrice d'un cancer.

Qu'appelle-t-on des seins denses ?

La densité mammaire est une notion radiologique. Elle varie selon les femmes, et selon l'âge et le statut hormonal chez la même femme. Les seins contiennent du tissu glandulaire qui est radio-opaque et de la graisse qui est radio-transparente. Avec l'âge, les seins deviennent plus transparents à la mammographie car la proportion de tissu graisseux augmente au détriment du tissu glandulaire : c'est notamment le cas après la ménopause, quand les sécrétions hormonales ovariennes se tarissent. Les seins denses sont réputés plus à risque et nécessitent une surveillance clinique et radiologique régulière, d'autant plus que les mammographies des seins denses sont plus difficiles à lire et à interpréter. L'exploration des seins denses est souvent complétée par une échographie.

Peut-on surveiller des seins avec des implants mammaires et présentent-ils des risques ?

La surveillance mammographique des seins avec prothèses est possible. Il convient d'avertir le radiologue lors de la prise du rendez-vous. La mise en place d'implants mammaires n'augmente pas le risque de survenue d'un cancer du sein. D'ailleurs, les chirurgiens cancérologues les utilisent régulièrement pour la chirurgie reconstructrice après cancer, quand l'ablation d'un sein a été nécessaire. D'autre part, la mise en place des prothèses derrière la glande mammaire permet l'allaitement pour les femmes qui le souhaitent.

Les maladies bénignes du sein (mastopathies bénignes)

Qu'est-ce qu'une mastopathie bénigne ?

En médecine, on désigne sous le nom de « tumeur » toute masse, nodule ou grosseur, quelle que soit sa nature : tumeur ne signifie pas obligatoirement cancer et on est en droit de parler de tumeur bénigne du sein. Les maladies bénignes du sein représentent la grande majorité des tumeurs du sein avant cinquante ans. Après cet âge, les proportions s'inversent.

Qu'est-ce qu'un adénofibrome du sein ?

L'adénofibrome du sein se présente comme une petite masse dure, mobile et bien limitée. Il a une forme sphérique ou irrégulière, ressemblant alors à un osselet. Il ne mesure que un à quelques centimètres dans sa plus grande dimension. Apparaissant chez la jeune femme et parfois la jeune fille, l'adénofibrome du sein est une tumeur bénigne, solide, qui ne dégénère jamais. Il peut exister plusieurs adénofibromes dans chaque sein. Quand il est véritablement constitué, dur, ancien, seule une intervention chirurgicale peut le supprimer. Une incision très limitée et esthétique est habituellement possible : en périphérie de l'aréole, là où la peau change de couleur, ou encore sous le sein ou au niveau de son prolongement axillaire, sous le bras. Quand un adénofibrome est petit, stable, on peut préconiser une simple surveillance. S'il grossit, il vaut mieux l'enlever.

Qu'est-ce qu'un kyste du sein ?

Dû à la dilatation d'un canal galactophore, canal destiné à l'évacuation du lait après l'accouchement, le kyste du sein constitue une petite masse liquidienne. Très fréquents, bénins, les kystes du sein surviennent surtout entre l'âge de quarante ans et la ménopause.

Quels sont les signes d'un kyste du sein ?

La majorité des kystes sont indolores, n'occasionnent pas de troubles et sont découverts fortuitement à l'occasion d'une mammographie ou d'une échographie. De taille variable (quelques millimètres à plusieurs centimètres), le kyste peut être unique, isolé, mais il existe souvent plusieurs kystes dans un sein ou les deux. Particulièrement bien visibles à l'échographie, ils apparaissent alors à l'écran comme des ronds noirs, vides d'échos. Quand le liquide qu'il contient est sous tension, lui donnant alors la forme d'une bille, le kyste devient sensible, voire très douloureux, et cela peut survenir d'un jour à l'autre.

Comment traiter les kystes du sein ?

Si le ou les kystes n'entraînent aucun symptôme, on se contente d'une simple surveillance clinique et radiologique. Quand un kyste est suffisamment gros et douloureux, son traitement consiste en une ponction à l'aide d'une petite aiguille qui va le vider de son liquide, lequel sera adressé au laboratoire pour analyse. Cette cytoponction apporte un soulagement immédiat. C'est un geste assez simple à réaliser, pas plus sensible qu'une injection intramusculaire ou un vaccin. Les kystes du sein récidivent volontiers jusqu'à la ménopause.

Qu'est-ce qu'une mastose fibrokystique ?

La mastose fibrokystique touche habituellement les structures des deux seins. Elle associe des anomalies bénignes de différents tissus du sein, ce qui lui donne localement une consistance irrégulière, dense, granuleuse à l'examen clinique. À la différence des seins souples et réguliers, la mastose réalise des sortes de placards mastosiques, souvent sur les côtés et en haut des seins, dans les quadrants supérieurs et externes. La mastose fibrokystique est très fréquente et survient généralement entre quarante ans et la ménopause. Après la ménopause, elle a tendance à régresser spontanément avec les mois ou les années. Les traitements hormonaux progestatifs peuvent souvent l'améliorer, limiter son extension ou soulager les phénomènes douloureux prémenstruels qui l'accompagnent souvent. Considérée comme un facteur de risque, la mastose nécessite une surveillance clinique et mammographique régulière.

Que faire en cas d'écoulement sanglant du sein ?

L'écoulement sanglant ne concerne habituellement qu'un seul orifice au niveau du mamelon. Il nécessite une mammographie et une galactographie opacifiant le canal galactophorique qui saigne. Une courte intervention chirurgicale avec une cicatrice minime, sans préjudice esthétique, permettra d'enlever ce canal et de l'analyser. Dans la grande majorité des cas, la lésion (souvent un papillome) qui a provoqué le saignement est bénigne.

Après un accouchement, est-il normal qu'un écoulement de lait subsiste parfois ?

Un écoulement de lait persistant dans les semaines ou les mois qui suivent l'accouchement est banal, même si l'allaitement est arrêté depuis longtemps, surtout si la femme a entretenu de façon mécanique cette sécrétion en pressant sur ses mamelons. Après cette période, un écoulement de lait, appelé « galactorrhée », peut être en rapport avec une sécrétion anormale de prolactine, hormone hypophysaire responsable de la lactation. Cette sécrétion est souvent due à la prise de certains tranquillisants, plus rarement à un adénome hypophysaire, petite tumeur produisant de la prolactine.

Le cancer du sein

Le cancer du sein est-il fréquent ?

C'est le plus fréquent des cancers de la femme et sa fréquence augmente régulièrement. Chaque année, on en découvre environ 50 000 nouveaux cas en France, où il va concerner près d'une femme sur neuf et être responsable d'environ 11 000 décès chaque année.

Comme il n'existe pas de moyen de prévention du cancer du sein (à l'inverse du cancer du col), les efforts de la médecine doivent se porter sur le dépistage et le diagnostic précoces, facteurs essentiels d'un meilleur pronostic.

Quels sont les facteurs de risque du cancer du sein ?

De nombreuses enquêtes épidémiologiques ont permis de mettre en évidence certains facteurs de risque de cancer du sein :

- l'âge : la fréquence des cancers du sein s'accroît avec l'âge et l'allongement de l'espérance de vie féminine explique en partie l'augmentation du nombre des nouveaux cas. Huit cancers du sein sur dix sont découverts chez des femmes de plus de cinquante ans ;
- une mastose, des seins denses, des antécédents familiaux de cancer du sein ;
- une puberté précoce, une ménopause tardive ;
- la nulliparité (pas d'enfant) ou une première grossesse tardive.

Il existe aussi des facteurs de risque socio-économiques, alimentaires ou environnementaux dont les mécanismes ne sont pas toujours clairs. Une consommation excessive d'alcool et l'obésité peuvent augmenter les risques. La fréquence des cancers du sein varie d'un pays à l'autre. Ainsi, les Japonaises ou les Chinoises ont un faible taux de cancer du sein mais, quand elles émigrent aux États-Unis, leur taux augmente et tend à rejoindre celui des Américaines qui est le plus élevé du monde.

À l'inverse, une première grossesse précoce, la multiparité (plusieurs enfants), l'allaitement, une activité physique régulière peuvent en réduire les risques.

Comment fait-on le diagnostic de cancer du sein ?

Le cancer du sein ne fait pas mal, malheureusement, car la douleur attirerait l'attention. Il se présente typiquement sous la forme d'une petite masse, dure, irrégulière, fixée, pouvant attirer à elle le mamelon ou le revêtement cutané, réalisant une sorte de méplat ou de petite ride. Une tumeur du sein d'apparition récente après cinquante ans est très suspecte d'être un cancer.

La mammographie peut montrer une image radiée, en étoile, ou la présence de microcalcifications. Fort heureusement, toutes les microcalcifications ne signifient pas qu'il s'agit d'un cancer, mais certaines, par leur nombre, leur forme, leur position sont particulièrement suspectes et nécessitent une exérèse et une analyse histologique. S'il en est besoin, la cytoponction peut utilement compléter ces investigations, au terme desquelles une intervention est décidée, que le diagnostic soit certain ou qu'il y ait doute. En matière de cancer du sein, dans le doute on ne s'abstient pas. Au cours de l'intervention est alors réalisé un examen histologique, dit « extemporané », qui va confirmer ou infirmer le diagnostic.

Qu'est-ce que le dépistage organisé du cancer du sein ?

En France, toutes les femmes de cinquante à soixante-quatorze ans reçoivent désormais tous les deux ans une invitation à une mammographie de dépistage. En choisissant cette tranche d'âge, la France s'est conformée aux recommandations internationales car la fréquence du cancer du sein augmente rapidement après cinquante ans. Ce dépistage est gratuit sans avance de frais. Vous avez le choix du radiologue dans une liste jointe à votre invitation. Les clichés bénéficient d'une double lecture par deux radiologues. En cas d'anomalie, le radiologue peut pratiquer immédiatement des examens complémentaires, comme une échographie par exemple, en cas de seins très denses. Ces examens complémentaires seront alors payants mais pris en charge par l'assurance-maladie.

Lors du dépistage organisé, quelle est la probabilité de découvrir un cancer du sein ?

Lors de ces examens radiologiques de dépistage organisé, on va découvrir un cancer du sein chez environ une femme seulement sur cent soixante-dix.

Quel est l'intérêt d'un dépistage précoce du cancer du sein ?

La mammographie permet de découvrir des lésions qu'on ne peut pas encore percevoir à l'examen clinique donc un diagnostic plus précoce, un traitement plus léger et des chances de guérison qui peuvent aller jusqu'à 100 %. Même si le dépistage organisé n'est pas une obligation, on ne peut que vous encourager à y participer si vous n'êtes pas surveillée. Si vous faites déjà régulièrement des mammographies, vous pouvez répondre que vous êtes déjà suivie et continuer avec votre radiologue habituel.

Est-il vraiment intéressant de faire une mammographie de dépistage s'il n'y a jamais eu de cancer du sein dans la famille ?

50 000 nouveaux cas de cancers du sein sont diagnostiqués chaque année en France. Or, il n'y a guère plus de 5 % de cancers du sein d'origine génétique, donc familiaux. Les 95 % restants surviennent chez des femmes sans antécédents familiaux particuliers. Chaque femme a ainsi tout intérêt à faire des mammographies de dépistage.

Quels sont les traitements du cancer du sein ?

Il existe différents moyens thérapeutiques qui peuvent s'associer en un protocole adapté à chaque cas et dépendant de la taille et de la localisation de la tumeur, de son extension éventuelle à distance, de son évolutivité. On peut dire que, lorsque le diagnostic est précoce et la lésion petite, les chances de guérison sont maximales et il est possible dans la très grande majorité des cas de conserver le sein : le protocole thérapeutique le plus fréquemment appliqué associe une tumorectomie à la radiothérapie.

La chirurgie est désormais le plus souvent limitée à la tumeur et à la zone qui l'entoure (tumorectomie). Si la lésion est petite et si le sein est de volume moyen ou assez gros, la tumorectomie ne déforme pas ou peu la géométrie du sein. Avant, le chirurgien enlevait tous les ganglions axillaires, situés dans l'aisselle, pour les analyser. Maintenant, il est possible de n'enlever qu'un seul ganglion, appelé « ganglion sentinelle », afin de l'analyser et de n'enlever les autres ganglions que lorsque le « ganglion sentinelle » est atteint. Parfois, une chirurgie radicale enlevant tout le sein, la mastectomie, se révèle indispensable. Il sera possible ultérieurement et parfois dans le même temps opératoire de réaliser une intervention plastique de reconstruction mammaire donnant des résultats esthétiques satisfaisants.

La radiothérapie brûle les cellules cancéreuses. Elle a pour but de prévenir les récidives en stérilisant les éventuels foyers cancéreux infracliniques qui peuvent cohabiter dans le même sein.

La chimiothérapie, administrée par cures en perfusions ou en comprimés, a pour ambition de détruire à distance les cellules cancéreuses qui auraient pu migrer dans l'organisme. Elle est employée lorsqu'il existe une atteinte ganglionnaire. Dans certains cas, quand il existe une poussée évolutive inflammatoire, la chimiothérapie peut être employée en premier lieu, avant la chirurgie.

Après l'intervention et la radiothérapie, **certains traitements médicaux** en comprimés au long cours peuvent être indiqués pour limiter le risque de récidive.

TABLE DES MATIÈRES

PREMIÈRE PARTIE
RYTHMES INTIMES

DÉCOUVREZ AUSSI
EN POCHE AUX ÉDITIONS MARABOUT

RENÉ FRYDMAN
MARCEL RUFO
CHRISTINE SCHILTE

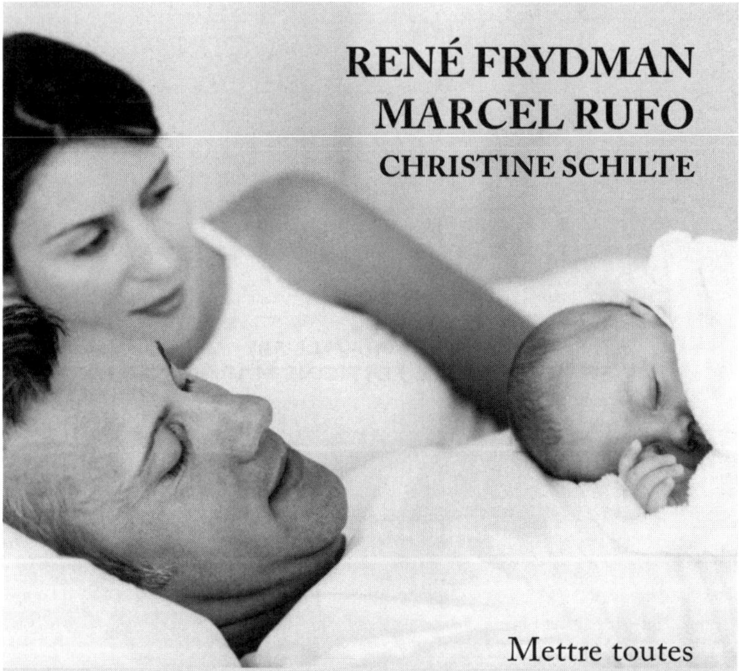

Mettre toutes les chances de son côté pour réaliser son désir d'enfant

DÉSIR D'ENFANT

MARABOUT

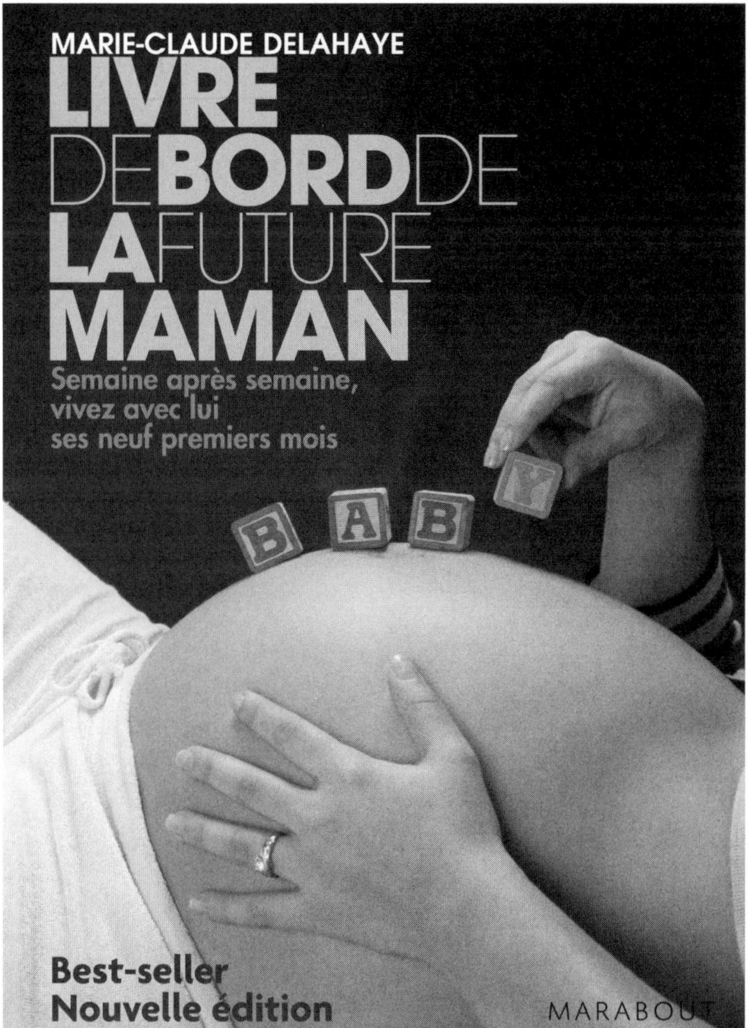
MARIE-CLAUDE DELAHAYE
LIVRE DE BORD DE LA FUTURE MAMAN
Semaine après semaine,
vivez avec lui
ses neuf premiers mois
BABY
Best-seller
Nouvelle édition
MARABOUT

Photocomposition Nord Compo

Imprimé en Allemagne par GGP Media GmbH

Pour le compte des Éditions Marabout.
Dépôt légal : septembre 2009
ISBN : 978-2-501-05696-0
40.8121.2
Édition 01